Hashimoto Ernährung

Wie Sie mit der richtigen Diät die Hashimoto
Thyreoiditis im Griff haben und mit der
Krankheit zu leben lernen

Emilia Linusson

1. Auflage | Februar 2018

Herstellung und Druck: Siehe Eindruck auf der letzten Seite

ISBN-10: 1985075288
ISBN-13: 978-1985075283

WIDMUNG

Das Buch soll vor allem denen gewidmet sein, die nach dem Niederschlag der Diagnose aufgestanden sind.

Aufgestanden, um das angefangene Leben nicht beeinflussen zu lassen, sondern durch das Handeln und das richtig Tun einen Weg gefunden haben, mit der Diagnose umzugehen.

INHALT

EINFÜHRUNG

Die Hashimoto-Thyreoiditis Krankheit, auch lymphozytäre Thyreoiditis oder Struma lymphomatosa Hashimoto genannt, ist eine Autoimmunerkrankung. Die Krankheit ist nach dem japanischen Pathologen Hakuro Hashimoto (1881-1934) benannt, der sie erstmals im Jahr 1912 beschrieb und zeitweise in Göttingen und Berlin forschte. [1]

Bei der Hashimoto-Krankheit besteht eine chronische Entzündung der Schilddrüse, da durch einen fehlgeleiteten Immunprozess das Gewebe der Schilddrüse durch T-Lymphozyten zerstört wird. Des Weiteren werden Antikörper gegen schilddrüsenspezifische Antigene gebildet. Die Störung des Hormonhaushaltes führt zu einer Reihe unangenehmer Symptome bei den Erkrankten.[2]

Da es sich um eine Fehlfunktion des körpereigenen Immunsystems handelt, wird die Hashimoto-Erkrankung zu den Autoimmunerkrankungen gezählt.[3]

Die Schilddrüse ist ein kleines Organ unterhalb des Kehlkopfes, nahe der Luftröhre. In einer gesunden Schilddrüse werden die lebenswichtigen Schilddrüsenhormone produziert, die für Stoffwechselprozesse, den Kreislauf, die Psyche und das Wachstum von Bedeutung sind.[4]

---

[1] Mitic 2013; Prof. Dr. Schumm-Draeger 2016(b).
[2] Dr Brakebusch,/Prof. Dr. Heufelder 2008; Prof. Dr. Schumm-Drager 2016(b).
[3] o.A- 2017; Prof. Dr. Schumm-Draeger 2016(b).
[4] o.A- 2017; Prof. Dr. Schumm-Draeger 2016(b).

Heute sind zwei Verlaufsformen der Hashimoto-Krankheit bekannt. Die Ord-Thyreoiditis, bei der es zu einer Verkleinerung der Schilddrüse kommt und die Hashimoto-Thyreoiditis, die mit einer Vergrößerung der Schilddrüse, Struma, einhergeht. Die Symptomatik der beiden Verlaufsformen unterscheidet sich nicht wesentlich und die Verlaufsformen können in einander übergehen, weswegen beide Formen unter dem Namen Hashimoto-Thyreoiditis geführt werden. In beiden Fällen kommt es zunächst zu einer Schilddrüsenüberfunktion und dann zu einer Schilddrüsenunterfunktion. In den meisten Fällen verläuft die Krankheit in Schüben und mit unspezifischen Symptomen, weswegen sie oft unentdeckt bleibt.[5]

Zu den häufigen Symptomen gehören Schlafstörungen, Gewichtszunahme, Hautprobleme, Allergien, unerfüllter Kinderwunsch, Zittern, Nervosität, Kälteempfindlichkeit, depressive Verstimmungen, Haarausfall und Muskelschmerzen. Bei Frauen kann eine Unregelmäßigkeit des Zyklus auf eine gestörte Funktion der Schilddrüse hinweisen. Da verschiedenste Krankheitsbilder für diese Symptome ursächlich sein können, wird eine Erkrankung an der Hashimoto-Krankheit nicht immer sofort erkannt. Durch einen Bluttest und das Nachweisen spezieller Antikörper im Blut kann die Krankheit festgestellt werden.[6]

Bis heute ist die Hashimoto-Krankheit nicht heilbar, jedoch gut behandelbar. Sie gehört zu den häufigsten Autoimmunerkrankuneng des Menschen und stellt zudem die häufigste Ursache der primären Schilddrüsenunterfunktion dar.[7]

---

[5] Mitic 2013; Korn 2016.
[6] Mitic 2013; Grosser 2014; Dr Brakebusch,/Prof. Dr. Heufelder 2008.
[7] Prof. Dr. Schumm-Draeger 2016(b).

Frauen erkranken häufiger an der Hashimoto-Krankheit als Männer. Die Veranlagung für die Krankheit wird vererbt. US-amerikanische Studien haben bei Erhebungen einer Bevölkerungsstichprobe ergeben, dass 10% der Probanden erhöhte Antikörper aufwiesen. Meist erkranken Menschen zwischen dem 30. und 50. Lebensjahr.[8]

Der Ausbruch der Hashimoto-Krankheit geht häufig mit physischen oder psychischen Belastungssituationen oder hormonellen Umstellungen, wie Pubertät, Schwangerschaft oder Wechseljahre, einher. Auch der Kontakt zu Umweltgiften oder Vireninfektionen, wie Mumps oder Pfeiffersches Drüsenfieber, können Schübe der Krankheit auslösen. Neuere Beobachtungen dieser Krankheit haben ergeben, dass ein übermäßiger Konsum von Gluten ein externer Auslöser für die Hashimoto-Erkrankung sein kann. Die eindeutigen Ursachen für die Krankheit selbst sind bis heute allerdings ungeklärt.[9]

Die Hashimoto-Erkrankung kann mit anderen Autoimmunerkrankungen wie der Zuckerkrankheit Diabetes mellitus Typ 1 einhergehen. Die neuen Entwicklungen unserer Zeit führen nicht nur Vorteile für den Menschen mit sich. Die Nachteile der heutigen kohlenhydratlastigen Ernährung, eine hektische Lebensweise und Umweltverschmutzungen durch Gifte belasten den menschlichen Körper und machen ihn anfällig für Krankheiten.[10]

Zur Therapieform gehören neben der dauerhaften Einnahme von Hormonen auch eine spezielle Ernährung

---

[8] Mitic 2013.
[9] Mitic 2013.
[10] Mitic 2013.

und sportliche Betätigung. Durch diese Maßnahmen können die Probleme und Symptome, die die Hashimoto-Krankheit mit sich bringt, behandelt werden und für viele Erkrankte ist dadurch die Beeinträchtigung durch die Krankheit nicht mehr gegeben.[11]

Ich möchte Ihnen mit meinem Buch einen Einblick in die Funktion der Schilddrüse sowie deren Störungsmöglichkeiten geben. Danach gehe ich auf die Möglichkeiten ein die Symptome durch einen Lebenswandel zu lindern und stelle Ihnen diese vor.

Viel Spaß beim Lesen!

Ihre Emilia Linusson

---

[11] Mitic 2013.

WAS IST DIE SCHILDDRÜSE?

Die Schilddrüse ist ein kleines Organ, welches unterhalb des Kehlkopfes nahe der Luftröhre sitzt. Sie besteht aus zwei Seitenlappen und einem Mittellappen und ähnelt in ihrer Form der eines Schmetterlings. Die beiden Seitenlappen der Schilddrüse sind ungefähr so groß wie ein Daumen-Endglied und liegen direkt an der Luftröhre und sind durch einen Schildknorpel miteinander verbunden. Die Schilddrüse hat ungefähr das Volumen einer Walnuss und wiegt bei Frauen bis zu 18 Gramm und bei Männern bis zu 25 Gramm.[12]

Die Hauptfunktion der Schilddrüse ist die Speicherung von Jod und die Herstellung lebenswichtiger jodhaltiger Schilddrüsenhormone, die für Stoffwechselprozesse, die menschliche Psyche und das Wachstum von existenzieller Wichtigkeit sind.[13]

Jod, oder Iod, ist ein essentielles Spurenelement, das heißt der Körper kann es nicht selbst herstellen und muss es in ausreichender Form über die Nahrung aufnehmen. Kinder sollten täglich 100-200µg, Jugendliche und Erwachsene 200µg und ältere Menschen 180µg Jod zu sich nehmen. Schwangere und Stillende haben einen erhöhten Jodbedarf und sollten 230-260µg Jod zu sich nehmen. Es wird davon ausgegangen, dass Deutsche durchschnittlich nur die Hälfte dessen zu sich nehmen. Das Spurenelement Jod gelangt über den Magen-Darm-Trakt ins Blut und durch das Blut in die Schilddrüse. Die Schilddrüse kann vorhandenes Jod speichern und sich so dem Bedarf des Körpers anpassen.

---

[12] o.A- 2017; Prof. Dr. Schumm-Draeger 2016.
[13] o.A- 2017.

Das Jod wird in der Schilddrüse in die Hormone T3 und T4 eingebaut. Überschüssiges Jod wird über die Nieren ausgeschieden.[14]

Wie soll die Schilddrüse funktionieren?

Eine gesunde Schilddrüse bildet die beiden lebenswichtigen Hormone Trijodthyronin und Tetrajodthyronin (Thyroxin), abgekürzt T3 und T4, die den Stoffwechselprozess regulieren. Eine gesunde Schilddrüse gibt täglich 100 µg (Mikrogramm) T4 und 10 µg T3 ab. Bei Erkrankungen der Schilddrüse kann dies natürlich abweichen und zu entsprechenden Fehlfunktionen führen. Diese jodhaltigen Schilddrüsenhormone werden in den Follikelepithelzellen (Thyreozyten) gebildet.[15]

Dies beeinflusst die Körperwärme, den Sauerstoff- und Energieverbrauch und den Mineralstoff- und Wasserhaushalt. Die optimale Funktion der Schilddrüse ist also von grundlegender Wichtigkeit für die Funktion der Nerven und Muskeln, des Herzens und Kreislaufs, sowie des Magen und Darms und für das Wachstum von Haut, Haaren und Nägeln.[16]

Die Hormone der Schilddrüse haben allerdings auch Einfluss auf das seelische Wohlbefinden, die Sexualität, die Fruchtbarkeit und sogar auf die Persönlichkeit.

Die Schilddrüsenhormone sind also offensichtlich die Basis einer gesunden Entwicklung und eines gesunden Körpers.

---

[14] o.A- 2017.
[15] Grosser 2014.
[16] o.A- 2017

Das in den parafollikulären Zellen der Schilddrüse gebildete Hormon Calcitonin reguliert den Knochenbau und Knochenabbau durch den Einbau von Phosphat und Calcium in den Knochen und die Hemmung der knochenmindernden Osteoklasten.

Gesteuert wird die Schilddrüse von zwei Bereichen des Gehirns: Der Hypophyse (Hirnanhangsdrüse) und dem Hypothalamus. Der Hypothalamus kontrolliert durch das Hormon TRH, das Thyreotropin-Releasing-Hormon, die Funktion der Hypophyse. Die Hypophyse wiederum schüttet bei Bedarf an Schilddrüsenhormonen das Hormon TSH, Thyreoidea stimulierendes Hormon, um die Hormonausschüttung in der Schilddrüse zu aktivieren oder zu steigern.[17]

Wie lässt sich die Funktionsweise der Schilddrüse messen?

Eine einfache Überprüfung der Schilddrüse ist das Abtasten dieser. Diese Untersuchung kann nicht nur von Endokrinologen, sondern auch von Allgemeinmedizinern durchgeführt werden.

Eine krankhaft vergrößerte Schilddrüse, Struma genannt, lässt sich oftmals durch ihre Schwellung mit dem bloßen Auge erkennen. Weitere tieferführende Untersuchungen sind der Ultraschall, die Szintigrafie, die Computertomografie und die Kernspintomografie.

Proben aus der Schilddrüse werden durch Feinnadelpunktionen gewonnen. So können der Hormonspiegel und die Schilddrüsenantikörper bestimmt werden.

---

[17] o.A- 2017

Auch durch eine Blutuntersuchung kann die Konzentration der Hormone T3 und T4 erkannt werden.[18]

---

[18] Mitic 2013; Grosser 2014.

WELCHE ERKRANKUNGEN DER SCHILDDRÜSE GIBT ES?

Zwei grundsätzliche Fehlfunktionen der Schilddrüse sind die Schilddrüsenunterfunktion und die Schilddrüsenüberfunktion. Beide Krankheitsformen führen eine Vielzahl von Symptomen mit sich.[19]

Die Schilddrüsen-Unterfunktion

Die Schilddrüsen-Unterfunktion, Hypothyreose, hat den Mangel an Schilddrüsenhormonen im Körper zur Folge.[20] Die Ursachen für eine Unterfunktion ist bei einem von 4000 Menschen angeboren oder kann durch eine Entzündung der Schilddrüse entstehen. Auch wenn die für die Aktivität der Schilddrüse verantwortlichen Bereiche im Gehirn, der Hypothalamus und die Hypophyse, nicht optimal arbeiten, kann dies Auswirkungen auf die Funktion der Schilddrüse haben. Auch durch eine Unterversorgung mit Jod durch eine mangelhafte Ernährung kann es zu einer Unterfunktion der Schilddrüse kommen. Auch durch den anteiligen Verlust von Schilddrüsengewebe kommt es zu einer Schilddrüsenunterfunktion.[21]

Es gibt vier Arten der Schilddrüsen-Unterfunktion: Bei der primären Schilddrüsen-Unterfunktion ist die Funktionalität der Schilddrüse selbst eingeschränkt. Die sekundäre Schilddrüsen-Unterfunktion basiert auf einer Fehlfunktion der Hypophyse, tritt aber selten auf. Bei der tertiären Schilddrüsen-Unterfunktion besteht eine Funktionsstörung

---

[19] Korn 2016.
[20] o.A- 2017; Porf. Dr. Schumm-Draeger 2016.
[21] o.A- 2017; Porf. Dr. Schumm-Draeger 2016.

des Hypothalamus. Selten ist die periphere Schilddrüsen-Unterfunktion, bei der die Schilddrüsenhormone im Körper nicht optimal wirken.[22]

Die Schilddrüsen-Unterfunktion kann mit der dauerhaften Einnahme von Hormonen behandelt, jedoch nicht geheilt werden. Den Betroffenen ist es dennoch möglich, ein normales Leben zu führen. Häufig wird synthetisch hergestelltes L-Thyroxin, auch Levothyroxin genannt, eingesetzt. Hier kann es durch eine übermäßige Medikation zu einer Schilddrüsen-Überfunktion kommen. Andere Maßnahmen sind die Radiojodtherapie, die Entfernung der Schilddrüse oder die Bestrahlung der vorderen Halsregion mit Röntgenstrahlen.[23]

Um bei Neugeborenen eine Schilddrüsen-Unterfunktion festzustellen, wird ein Screening durchgeführt. Bleibende Schäden, wie beispielsweise eine geistige Behinderung, können durch eine Frühbehandlung vermieden werden.[24]

Die Hashimoto-Krankheit ist die häufigste Ursache für Schilddrüsen-Unterfunktionen bei Erwachsenen.[25]

Zu der Symptomatik einer Schilddrüsen-Unterfunktion gehören Müdigkeit, depressive Verstimmungen, Gewichtszunahme, Kälteempfindlichkeit, Muskelschmerzen, Haarausfall, brüchige Nägel, Verstopfungen, Lid-Ödeme und Blutdruckstörungen. Meist ist der Verlauf schleichend und die Symptome werden nicht rechtzeitig erkannt.[26]

---

[22] o.A- 2017; Porf. Dr. Schumm-Draeger 2016.
[23] o.A- 2017; Porf. Dr. Schumm-Draeger 2016.
[24] o.A- 2017; Porf. Dr. Schumm-Draeger 2016.
[25] o.A- 2017; Porf. Dr. Schumm-Draeger 2016.
[26] o.A- 2017; Porf. Dr. Schumm-Draeger 2016.

Frauen sind an dieser Erkrankung häufiger betroffen als Männer. Etwa 10% der Bevölkerung sind von einer Schilddrüsen-Unterfunktion betroffen. Diese Symptome lassen sich jedoch nicht nur einer Schilddrüsen-Unterfunktion zuordnen, weswegen eine Diagnose oft schwierig ist.[27]

Die Schilddrüsen-Überfunktion

Bei der Schilddrüsen-Überfunktion, Hyperthyreose, kommt es zu einer übermäßigen Produktion von Schilddrüsenhormonen.[28] Ursachen dafür können die eigenständige Produktion von Hormonen durch die Schilddrüse sein oder Morbus Basedow, eine Autoimmunerkrankung, bei der der Körper das körpereigene Gewebe, zumeist das der Schilddrüse, angreift. Daraus resultiert die ständige Überproduktion von Hormonen und die Vergrößerung der Schilddrüse. Die genaue Ursache für Morbus Basedow ist bis heute unbekannt. Bei der Schilddrüsenüberfunktion durch die Schilddrüsenautonomie ist die Schilddrüse oftmals knotig verändert. Ein häufiger Grund für die Schilddrüsenautonomie ist Jodmangel, was die Schilddrüse durch Wachstum und die Überproduktion von Hormonen auszugleichen versucht.[29]

Morbus Basedow wurde erstmals im Jahr 1840 von dem deutschen Arzt Karl von Basedow nachgewiesen. Mögliche Ursache für die Krankheit kann möglicherweise ein Komplex aus einigen Faktoren sein, wie genetische Vorbelastungen, Viren und Bakterien, hormonelle

---

[27] o.A- 2017; Porf. Dr. Schumm-Draeger 2016.
[28] Korn 2016.
[29] Korn 2016; Grosser 2014.

Umstellung, psychischer Stress und Jodbelastung.[30]

Des Weiteren kann es zu einer Überproduktion von Schilddrüsenhormonen durch eine Entzündung der Schilddrüse, die Einnahme von jodhaltigen Medikamenten, einen Tumor in der Hypophyse oder eine zu hohe Einnahme von Schilddrüsenhormonen kommen.[31]

Eine Folge der Überproduktion von Schilddrüsenhormonen ist ein beschleunigter Stoffwechsel, innere Unruhe, hoher Blutdruck, Exophthalmus, Gewichtszu- oder Abnahme, Ödeme, Chemosis oder Schlafstörungen. Bei Symptomen wie einem erhöhten Herzschlag oder Zittern der Hände werden meist Beta-Blocker unterstützend eingesetzt.[32]

Die Schilddrüsen-Überfunktion kommt bei Kindern seltener vor als bei Erwachsenen.[33] Durch die regelmäßige Einnahme von Hormonen, können Betroffene ein normales Leben führen. Dazu werden Thyreostatika, sogenannte Schilddrüsenhemmer, eingesetzt. Die häufig eingesetzten Schilddrüsenhemmer sind Carbimazol, Thiamazol und Prophylthiouracil.[34]

---

[30] o.A- 2017.
[31] Korn 2016, o.A- 2017.
[32] Korn 2016.
[33] Korn 2016.
[34] Korn 2016.

Ursachen und Auslöser

Es gibt verschiedene Symptome, die als Ursache oder Auslöser für eine Schilddrüsen-Erkrankung bekannt sind. Diese möchte ich Ihnen hier nun einzeln vorstellen und kurz darauf eingehen, damit Sie einen Eindruck davon gewinnen können.

Funktionsstörungen

Da die Schilddrüsenhormone für eine ausgeglichene Funktion des Magens und des Darms durch ihre Hormonproduktion verantwortlich sind, kann es zu Verdauungsproblemen kommen, wenn die Schilddrüsenfunktion gestört ist.

Der Herz-Kreislauf kann vor allem bei einer übermäßig produktiven Schilddrüse gestört werden. Ein grundlegendes Problem bei der Überfunktion der Schilddrüse ist die Gewichtsabnahme durch einen erhöhten Stoffwechselprozess. Hingegen kann es zur Gewichtszunahme bei einer zu niedrigen Ausschüttung von Schilddrüsenhormonen bei einer Unterfunktion kommen.[35]

Volumenvergrößerung durch Jodmangel

Die Schilddrüse benötigt für die Produktion der lebenswichtigen Hormone T3 und T4 Jod. Falls der Körper über längeren Zeitraum Jodmangel erleidet, gleicht die Schilddrüse dies über eine Überproduktion an Schilddrüsenhormonen und einer Vergrößerung des Gewebes aus.[36]

---

[35] Grosser 2014; o.A- 2017.
[36] Grosser 2014.

Entzündungen der Schilddrüse

Entzündungen der Schilddrüse entstehen in erster Linie durch andere Autoimmunerkrankungen wie Morbus Basedow, infolge derer der Körper Antikörper gegen körpereigenes Gewebe bildet und dieses von Antikörpern angegriffen wird. Dies kann sowohl eine Über- als auch in einer Unterfunktion der Schilddrüse zur Folge haben.

Schilddrüsenknoten / Schilddrüsenzysten

Zysten sind mit Flüssigkeit gefüllte Hohlräume innerhalb der Schilddrüse, sie werden oftmals mit Schilddrüsenknoten gleichgesetzt. Sie können eine Ursache für Schilddrüsenknoten sein.[37]

Schilddrüsenknoten sind bei fast jedem dritten Erwachsenen zu finden. Meist werden diese nicht bemerkt und können auch von selbst und ohne äußeres Einwirken wieder verschwinden. Eine Ursache für Schilddrüsenknoten ist die Schilddrüsenautonomie, infolgedessen die Schilddrüse knotige Auswüchse entwickelt. Problematisch ist, wenn diese Knoten die selbstständige Produktion von Hormonen beginnen. Eine häufige Ursache für eine knotige Schilddrüse ist Jodmangel, welcher häufig in den südlichen Gebieten Deutschlands vorkommt. Andere Ursachen können Zysten, gutartige Neubildungen in der Schilddrüse, Schilddrüsenkrebs, Metastasen anderer Krebsarten oder lokale Tumore sein.[38]

Zusätzlich können genetische Veränderungen der TSH-Andockstelle Schilddrüsenknoten auf den Zellen verursachen, sogenannte autonome Adenome.[39] 30% der

---

[37] Grosser 2014.
[38] Grosser 2014; Dr. med. Sinowatz 2016.

Erwachsenen haben knotige Veränderungen an der Schilddrüse. Bei über 65 Jahre alten Menschen sind es sogar 50%. In Deutschland sind weniger als 1% der Schilddrüsenknoten bösartig.[40]

Gutartige Knoten benötigen zunächst keine Behandlung. Bei bösartigen Knoten kann therapierend durch medikamentöse Behandlung, Operation oder Radiojodtherapie eingegriffen werden. Eine Operation wird oftmals bei einer stark vergrößerten Schilddrüse durchgeführt, wobei entweder nur der Schilddrüsenknoten, ein Schilddrüsenlappen oder die gesamte Schilddrüse entfernt wird. Eine medikamentöse Behandlung kann ausschließlich bei Knoten eingesetzt werden, die keine Hormone produzieren. Bei der Radiojodtherapie reichert sich radioaktives Jod in den stoffwechselaktiven Zellen der Schilddrüse an und zerstört sie. Generell sind bei einer frühen Erkennung Schilddrüsenknoten heilbar.[41]

Schilddrüsenkrebs

Schilddrüsenkrebs, auch Schilddrüsenkarzinom genannt, bezeichnet die bösartige Neubildung der Schilddrüse. Auch hier ist ein häufiger Faktor für die Entstehung der Mangel an Jod. Auch radioaktive Strahlung kann die Entstehung von Schilddrüsenkrebs begünstigen. Ein weiterer möglicher Faktor ist ein vererbbarer Gendefekt. Ein Hinweis auf Schilddrüsenkrebs können Knoten im Gewebe der Schilddrüse sein.[42]

Es gibt vier verschiedene Arten von Schilddrüsenkrebs,

---

[39] Grosser 2014.
[40] Grosser 2014.
[41] Grosser 2014.
[42] Dr. med. Sinowatz 2016.

wovon bei dreien gute Heilungschancen bestehen. Einer von 30.000 Menschen erkrankt jährlich an Schilddrüsenkarzinom, zumeist Frauen.[43] Oftmals wird Schilddrüsenkrebs durch eine Ultraschalluntersuchung festgestellt. Zur sicheren Diagnose ist allerdings eine Feinnadelbiopsie, bei der eine Gewebeprobe aus der Schilddrüse entnommen wird, oder eine Szintigraphie notwendig. Auch eine Blutuntersuchung kann bei Verdacht auf Schilddrüsenkrebs Aufschluss geben.[44]

Das papilläre Schilddrüsenkarzinom macht etwa 60% aller Schilddrüsenkrebserkrankungen aus. Die Krebszellen breiten sich bei dieser Form der Erkrankung über das Lymphsystem aus. Frauen sind von dieser Krankheitsform öfter betroffen als Männer. Bei adäquater Behandlung liegen die Heilungschancen bei 80%.[45]

Bei der Art des follikulären Schilddrüsenkarzinoms breitet sich der Krebs durch das Blut aus. Auch von dieser Art sind Frauen überdurchschnittlich oft betroffen. Die Zehn-Jahres-Überlebensrate liegen zwischen 60-70%.[46]

Der Krebs des medullären Schilddrüsenkarzinom geht von den Calcitonin produzierenden C-Zellen aus. Durch den Tumor kommt es zu einer rrhöhten Produktion von Calcitonin und dementsprechend zu einem niedrigen Calciumspiegel im Blut. Die C-Zellen sind für die Regulation des Phosphats- und Calciumhaushalts zuständig. Von dieser Art des Schilddrüsenkrebs sind Frauen und Männer gleichermaßen betroffen. Die Zehn-Jahres-Überlebensrate liegt bei 50-70%.[47]

---

[43] Dr. med. Sinowatz 2016.
[44] Dr. med. Sinowatz 2016.
[45] Dr. med. Sinowatz 2016.
[46] Dr. med. Sinowatz 2016.

Die vierte Art des Schilddrüsenkrebses, das anaplastische Schilddrüsenkarzinom, ist die seltenste Form des Schilddrüsenkrebs. Dieser Krebs breitet sich rasant und aggressiv aus und lässt kaum Überlebenschancen. Von dieser Krebsart sind Männer und Frauen gleichermaßen betroffen.[48]

---

[47] Dr. med. Sinowatz 2016.
[48] Dr. med. Sinowatz 2016.

Übungen

WAS IST HASHIMOTO-THYREOIDITIS?

Im Jahre 1912 wurde die Krankheit erstmals in der deutschen Zeitschrift „Archiv für klinische Chirurgie" von dem japanischen Chirurgen und Pathologen Dr. Hakanu Hashimoto (1881-1934) beschrieben.[49] Hashimoto-Thyreoiditis ist eine chronische Schilddrüsenentzündung, hervorgerufen durch eine Autoimmunerkrankung von der schätzungsweise mehr als 10% der Deutschen betroffen sind. Durchschnittlich erkranken Menschen zwischen dem 30. und 50. Lebensjahr. Das gesunde Immunsystem des Menschen bildet Abwehrstoffe gegen Bakterien, Pilze und Viren. Bei einer Autoimmunerkrankung bildet das gestörte Immunsystem jedoch Antikörper gegen körpereigenes Gewebe und greift dieses an. Somit kommt es zu dauerhaften entzündlichen Zuständen im Körper.

Bei Hashimoto erkennt das Immunsystem die Schilddrüse fälschlicherweise als feindliches Gewebe an und bildet entsprechende Antikörper gegen die eigene Schilddrüse. Diese Antikörper sorgen nun durch ihren permanenten Angriff auf das Gewebe der Schilddrüse für eine dauerhafte Entzündung derer. Die Hashimoto-Krankheit wird auch Autoimmunthyreoiditis oder chronisch-lymphozytäre Thyreoiditis genannt, da bei dieser Krankheit die Lymphozyten maßgeblich an der Fehlfunktion des Immunsystems beteiligt sind.[50]

Die Entzündung der Schilddrüse ruft bei der Hashimoto-Thyreoditis keinerlei typischen Entzündungsschmerz hervor. Auch bleiben andere für Entzündungen übliche Symptome wie Rötungen oder Schwellungen aus. Durch

---

[49] Dr. med. Lunow/Dr. med. Lunow 2017(a).
[50] Dr. med. Lunow/Dr. med. Lunow 2017; Prof. Dr. Schumm-Draeger 2016(b).

den schleichenden Gewebeschwund, auch Atrophie genannt, verringert sich das Volumen der Schilddrüse und die Produktion von Schilddrüsenhormonen geht zurück. Dies führt unweigerlich zu einer Unterfunktion der Schilddrüse, Hypothyreose.[51]

Wenn bisher Jodmangel als eine häufige Ursache für Vergrößerungen der Schilddrüse, Knotenbildung in der Schilddrüse und Schilddrüsenerkrankungen verantwortlich gemacht wurde, so hat sich in den letzten Jahren die Situation gewandelt und die Überversorgung mit Jod ist nun ursächlich für Schilddrüsenentzündungen und den Ausbruch von Autoimmunerkrankungen wie Hashimoto.[52] Etwa 75% der an Hashimoto Erkrankten wissen nicht von ihrer Erkrankung. Frauen sind aufgrund des krankheitsfördernden Hormons Östrogen zehnmal öfter betroffen als Männer. Die von Männern produzierten Hormone Testosteron und Progesteron wirken lindernd auf den Krankheitsverlauf.[53]

---

[51] Dr. med. Lunow/Dr. med. Lunow 2017; Prof. Dr. Schumm-Draeger 2016(b).
[52] Dr. med. Lunow/Dr. med. Lunow 2017(a).
[53] Dr. med. Lunow/Dr. med. Lunow 2017(a).

Erkrankung durch Erbanlagen

Um an einer Autoimmunerkrankung wie Hashimoto-Thyreoiditis zu erkranken, muss eine genetische Disposition, eine krankhafte Erbanlage, bestehen. Dies bedeutet nicht, dass Menschen mit genetischen Dispositionen zwangsläufig im Laufe ihres Lebens eine Autoimmunerkrankung entwickeln. Äußere Faktoren sind letztendlich für den Ausbruch der Krankheit verantwortlich. Bisher festgestellte äußere Faktoren sind:

- Eine zu hohe Jodzufuhr
- Hormonschwankungen durch Schwangerschaft, Wechseljahre oder Pubertät
- Rauchen
- Eine übermäßige Hygiene, die zu einer Unterforderung und somit Fehlfunktion des Immunsystems führt
- Physischer und psychischer Stress
- Virusinfektionen
- Bakterielle Infektionen
- Schwere Erkrankungen, wie Herzinfarkt oder Karzinome
- Der Verzehr von Gliadin (ein Bestandteil von Gluten) und anderen Lektinen[54]

Durch den schleichenden Verlauf der Krankheit werden die Symptome oftmals gar nicht oder zu spät wahrgenommen.

Schwierige Diagnose der Krankheit

Häufig werden die Symptome auch anderen Krankheiten zugeschrieben, weil sie zu vielen Krankheitsbildern passen. Manche Erkrankte gewöhnen sich an Symptome wie

---

[54] Dr. med. Lunow/Dr. med. Lunow 2017; Prof. Dr. Schumm-Draeger 2016(b).

Müdigkeit oder Gewichtszunahme und schreiben diese Veränderungen der Alterung ihres Körpers zu. Da die Schilddrüsenhormone für die verschiedensten Funktionen im Körper verantwortlich sind, sind die Auswirkungen einer Schilddrüsenerkrankung mannigfaltige Funktionsstörungen. Diese Funktionsstörungen lassen jedoch zunächst auf eine Erkrankung des jeweiligen Organs schließen und deuten nicht immer unmissverständlich auf eine Erkrankung der Schilddrüse hin.[55]

Zu Beginn der Hashimoto-Krankheit kommt es oftmals zunächst zu einer Schilddrüsen-Überfunktion, die Hashitoxikose genannt wird. Symptome für diese anfängliche Überfunktion sind:

- Schlaflosigkeit
- Nervosität, durch erhöhten Kreislauf
- Heißhunger, durch den erhöhten Stoffwechsel
- Herzrasen, durch erhöhten Kreislauf
- Schwitzen
- Hoher Blutdruck (Hypertonie)
- Durchfall, durch Erhöhung der Funktionalität des Magen-Darm-Trakts
- Gewichtsabnahme, durch erhöhten Stoffwechsel
- Angstzustände
- Ruhelosigkeit
- Muskelzittern
- Muskelschwäche
- zitternde Hände

Einige dieser Symptome lassen sich problemlos der Symptomatik der Wechseljahre zuschreiben. Dementsprechend ist es wichtig, dass Ärzte beim Auftreten

---

[55] Dr. med. Lunow/Dr. med. Lunow 2017; Prof. Dr. Schumm-Draeger 2016(b).

dieser Symptome durch weiterführende Untersuchungen eine Hashimoto-Erkrankung ausschließen.

Eindeutige Kennzeichen einer Erkrankung

Beim weiteren Verlauf der Krankheit kommt es dann durch die Zersetzung des Schilddrüsengewebes zu einer Schilddrüsen-Unterfunktion. Die Symptome für eine solche Unterfunktion sind:

- Erschöpfungszustände
- Schlafstörungen
- geringe Belastbarkeit
- Müdigkeit
- Blähungen
- Zyklusstörungen bei der Frau
- Schwerhörigkeit
- Anstieg der Blutfette
- Gelenk- und Muskelschmerzen
- Haarausfall
- brüchige Fingernägel
- Gewichtszunahme
- Kälteempfindlichkeit
- Herzrhythmusstörungen
- trockene Haut
- Depressionen
- Infektanfälligkeit
- Verstopfung
- Karpaltunnelsyndrom (Kribbeln und Einschlafen der Hände und Unterarme)
- Libidoverlust
- Wassereinlagerungen
- raue Stimme

Bei Kindern können Antriebslosigkeit, Aufmerksamkeitsstörungen, Konzentrationsschwächen und Übergewicht Anzeichen für eine Schilddrüsenerkrankung sein. Da die Hashimoto-Thyreoiditis eine komplexe Krankheit mit Auswirkungen auf nahezu den gesamten Körper ist, ist eine isolierte Untersuchung der Schilddrüse allein nicht sinnvoll. Neben der Ultraschalluntersuchung der Schilddrüse und einer Überprüfung der Schilddrüsenwerte im Blut, ist eine Untersuchung des gesamten Körpers des erkrankten Menschen für die optimale Behandlung und Diagnose notwendig.[56]

Die Laborergebnisse der Blutuntersuchung zeigen meist ein erhöhtes Aufkommen der Antikörper gegen ein Enzym der Schilddrüse, das thyreoidale Peroxidase, TPO-AK. Auch sind oftmals die Antikörper gegen das Speicherprotein Thyreoglobulin, TG-AK, erhöht. Bei ungefähr 10% der an Hashimoto erkrankten Personen ist im Anfangsstadium der Krankheit kein erhöhtes Aufkommen der Antikörper nachzuweisen, weswegen eine Ultraschalluntersuchung, eine Sonografie, bei der Diagnose der Krankheit hilfreich ist.

Hilfe durch das Schilddrüsensteuerungshormon

Hilfreich für die Feststellung der Krankheit ist das Nachweisen des Schilddrüsensteuerungshormons, TSH. Dies ist ein von der Hypophyse im Gehirn produziertes Hormon zur Steuerung der Schilddrüsenfunktion. Ein erhöhter Wert ist ein Anzeichen für eine Schilddrüsen-Unterfunktion. Die Hypophyse regt mit einer vermehrten Ausschüttung des Schilddrüsensteuerungshormons die unterdurchschnittlich arbeitende Schilddrüse an. Ein unterdurchschnittlich niedriger Wert der Schilddrüsenhormone T3 und T4 komplettiert die Diagnose. Im Gegensatz dazu lässt ein niedriger Wert des

---

[56] Dr. med. Lunow/Dr. med. Lunow 2017; Prof. Dr. Schumm-Draeger 2016(b).

Schilddrüsensteuerungshormons auf eine Schilddrüsen-Überfunktion schließen. Die Normwerte für TSH liegen bei 2,0-4,0, wobei neuere Beobachtungen zeigen, dass auch innerhalb dieser Werte eine latente Störung der Schilddrüse vorhanden sein kann.[57]

Diagnose per Ultraschall

Bei einer Ultraschalluntersuchung lässt sich das angegriffene Gewebe durch seine dunklere Färbung erkennen. 80% der Erkrankten entwickeln eine atrophische Hashimoto-Thyreoiditis, bei der durch die chronische Entzündung die Schilddrüse langfristig Gewebe abbaut. Bei 20% der Erkrankten vergrößert sich die Schilddrüse durch unkontrolliertes Wachstum der Schilddrüsenzellen. Dieser Verlauf der Krankheit wird hypertrophe Hashimoto-Thyreoiditis genannt.

Nur 60% der erkrankten Kinder weisen eine durch eine Ultraschalluntersuchung nachweisbare Veränderung der Schilddrüse auf. Für eine abschließende Diagnose ist ein Antikörpertest hilfreich. Obwohl die Hashimoto-Krankheit als unheilbar gilt, können Betroffene durch die Einnahme von Hormonen ein beschwerdefreies und langes Leben führen. Zunächst wird eine Monotherapie mit dem Hormon T4, Thyroxin, begonnen. Falls dies nicht zur Linderung der Symptome führt, wird das stoffwechselaktive Hormon T3, Trijodhyronin, zur Therapie hinzugefügt. Diese Hormone können synthetisch oder aus Schweineschilddrüsengewebe hergestellt werden. Oftmals sind die synthetisch hergestellten Hormone weniger verträglich. Die aus Schweineschilddrüsengewebe hergestellten Hormone unterliegen jedoch Dosisschwankungen, was eine perfekte Dosierung

---

[57] Dr. med. Lunow/Dr. med. Lunow 2017(a).

erschwert.

Regelmäßige ärztliche Kontrollen anfangs alle 1 bis 3 Monate, später alle 3 bis 6 Monate und eine ganz individuell angepasste Therapieform sind die Grundvoraussetzung für eine erfolgreiche Therapie der Hashimoto-Krankheit. Da die Krankheit sehr komplex ist und zu ganz individuellen Symptomen und Einschränkungen bei den Erkrankten führt, ist die jeweilige Anpassung der Therapieform an den Erkrankten unabdingbar. In seltenen Fällen kann bei einer frühzeitigen Entdeckung der Krankheit auch eine Heilung erzielt werden. Da die Zusammenhänge der Höhe der verschiedenen Hormone mit dem Verlauf der Krankheit bis heute nicht restlos aufgeklärt sind, ist es wichtig, sich bei der Therapie nicht ausschließlich an den Laborwerten des Patienten zu orientieren, sondern vorrangig an dessen Empfinden.

Beispielsweise ist ein niedriger TSH-Wert für den Körper, so lange wie keine Schädigungen anderer Organe ersichtlich sind, unbedenklich. Auch ist die notwendige Dosis der Schilddrüsenhormone für die verschiedenen Organe des Körpers nicht identisch, weswegen das genaue Beobachten und das schrittweise Anpassen der Dosierungen der Hormone wichtig sind. Hier wird den Erkrankten das Festhalten ihres Befindens und der Symptome in einem Tagebuch angeraten. Eine Operation der Schilddrüse ist nur dann sinnvoll, wenn die Schilddrüse stark vergrößert ist oder knotiges Gewebe aufweist.[58]

---

[58] Dr. med. Lunow/Dr. med. Lunow 2017(a).

STETIGE GESUNDUNG UND ERHOLUNG DER SCHILDDRÜSE

Im Folgenden werden verschiedene Möglichkeiten zur Gesundung und Erholung der Schilddrüse vorgestellt. Diese Vorschläge dienen als Inspiration zur unterstützenden Therapie.

Die teilweise simplen Bemühungen, die zu einer Verbesserung des Wohlseins führen können, sollen die Ernsthaftigkeit der Krankheit nicht in Frage stellen. Eine durch einen Arzt abgesicherte Therapieform ist die grundlegende Behandlungsform.

Ernährungsmöglichkeiten bei Hashimoto-Thyreoiditis

Eine einfache aber effektive Möglichkei,t um den Körper bei einer Hashimoto-Erkrankung zu unterstützen, ist das Vermeiden bestimmter Lebensmittel und das Fokussieren auf für den Körper besser verträgliche Lebensmittel.

Gut verträgliche Lebensmittel sind beispielsweise:

– Drei Portionen Gemüse täglich, außer Mais, da dieser zuckerreich ist
– ca. 40gr Nüsse täglich, außer Erdnüsse oder gesalzene Nüsse
– In Maßen zu genießen sind Vollkornbrot und Vollkornprodukte aus glutenhaltigem Getreide wie Hafer, Dinkel, Gerste und Roggen
– Glutenfreies Brot oder glutenfreie Produkte aus Amarant, Quinoa oder Buchweizen sind auch in Maßen zu genießen

- In Maßen zu empfehlen sind Haferflocken und Müsli ohne Zucker

- Vollkornnudeln, Vollkornreis und Pellkartoffeln sind ebenfalls in Maßen zu genießen

- 2 Liter Wasser oder ungezuckerter Tee, bestenfalls Kräutertee, Kakao aus ungezuckertem Kakaopulver mit hohem Anteil dunkler Schokolade und frisch gepresste Gemüsesäfte

- In Maßen zu genießen ist Kaffee

- Ca. 2EL Fette oder Öle täglich, empfohlen sind Olivenöl, Leinöl, Hanföl, Walnussöl, Rapsöl und in Maßen auch Butter

- 1-2 Portionen Obst täglich, besonders Brombeeren, Clementinen, Erdbeeren, Apfel, Aprikosen, Marillen, Grapefruit, Heidelbeeren, Himbeeren, Stachelbeere, Wassermelone, Zwetschgen, Johannisbeeren, Orange, Pflaumen, Pfirsiche, Sauerkirschen, Kiwi, Nektarine, Papaya

- In Maßen zu genießendes ist zuckerreiches Obst wie Banane, Kaki, Kirsche, Weintrauben, Honigmelone, Ananas, Mango und Birne

- Tierische Produkte wie Eier, Buttermilch, Speisequark. Milch bis 3,5 % Fett, Speisequark bis 20 % Fett, Naturjoghurt bis 3,5 % Fett, körniger Frischkäse,

- Käse bis 45 % Fett i. Tr.: Schnittkäse, Weichkäse, Fetakäse, Mozzarella, Harzer Käse

- Fleisch und Wurst, empfohlen ist Putenbrustaufschnitt, Koch- und Lachsschinken, Corned Beef, Aspik, Kassler, Schinkenzwiebelmettwurst, Schweinerücken, Schweinefilet, Rinderfilet, Hühnerfleisch und Putenfleisch

- Fisch und Meeresfrüchte, empfohlen ist Thunfisch, Scholle, Hering, Heilbutt, Forelle, Seezunge, Karpfen und Aal

Für Hashimoto-Erkrankte sind folgende Lebensmittel **weniger gut verträglich:**

- Getreideprodukte wie Weizen- und Milchbrötchen, Weißbrot, Zwieback, Croissant, Toastbrot, Hartweizennudeln, süße Backwaren, Salzgebäck, Flips und Chips

- Fertiggerichte, Süßigkeiten und Fastfood

- Kartoffelprodukte wie Pommes, Kroketten, Kartoffelpuffer oder Kartoffelbrei

- Getränke wie Fruchtsaft, Kakaozubereitungen, Softdrinks oder Alkohol

- Fette und Öle wie Distelöl, Schweineschmalz, Butterschmalz, Gänseschmalz, Palmfett, Sonnenblumenöl, Mayonnaise

- Verarbeitetes Obst wie Obstkonserven, kandiertes Trockenobst und Obstmus

- Milchprodukte wie Creme fraiche, Schmand, Sahne, Fruchtquark, Fruchtbuttermilch, Fruchtjoghurt,

Milchreis und Pudding

- Fleisch und Wurst wie Weißwurst, Salami, Leberwurst, Mettwurst, Fleischwurst, Bockwurst, Mortadella, Schinkenspeck, Blutwurst, Bratwurst, Nackenfleisch, Bauchspeck, Fleischkäse und Leberkäse

- Jodreicher Fisch wie Schellfisch oder Seelachs, in Mayonnaise oder Sahne eingelegter Fisch

Da Gluten eine mögliche Ursache für eine Schilddrüsenunterfunktion sein kann und viele Hashimoto-Patienten an Zöliakie, Glutenunverträglichkeit, leiden, ist der Verzicht auf glutenhaltige Getreideprodukte anzuraten. Statt Weizen, Gerste, Dinkel und Roggen kann auf glutenfreies Scheingetreide wie Amarant, Hirse, Buchweizen und Quinoa zurückgegriffen werden. Diese liefern wichtige Eiweiße und Mineralstoffe.[59]

Das Fundament einer das Immunsystem stärkenden Ernährung sind Gemüse, hochwertige Öle und zuckerarmes Obst. Aufgrund der chronischen Entzündung der Schilddrüse ist es anzuraten, entzündungshemmende Lebensmittel in den täglichen Speiseplan aufzunehmen. Entzündungshemmend sind unter anderem Omega-3-Fettsäuren aus hochwertigen Ölen wie beispielsweise Leinöl und Hanföl, sowie Lachs. Das unter anderem in Weizengras, Champignon, Paranüssen und Lachs enthaltene Spurenelement Selen ist gleichermaßen entzündungshemmend. Auch antioxidative Pflanzenstoffe aus Gewürzen wie Ingwer, Kakao, Zimt, Pfeffer und Kurkuma wirken entzündungshemmend.

---

[59] NDR 2017.

Da die Darmflora für das Immunsystem eine tragende Rolle spielt, ist die Unterstützung dieser von enormem gesundheitlichen Vorteil. Mithilfe von Probiotika und Präbiotika kann die Darmflora optimal unterstützt werden. Durch den Verzehr von Miso-Suppe, Sauerkraut oder Joghurt nehmen Sie Probiotika und Präbiotika zu sich. Das Vitamin D sorgt für ein starkes Immunsystem, also sind regelmäßige, mindestens 30-minütige Spaziergänge an der frischen Luft zu empfehlen.

Intervallfasten ist eine weitere Möglichkeit, den erkrankten Körper zu unterstützen – 14-tägiges Intervallfasten oder auch 16-stündiges Fasten über Nacht. Dies ist jedoch nicht für jeden Menschen angenehm und sollte im Einklang mit dem psychischen und physischen Wohlbefinden geschehen.

Stetige Verbesserung des Zustands

Zu Beginn der Therapie ist eine Kontrolle der Blutwerte und ein Ultraschall alle 1 bis 3 Monate angeraten. Sobald die Medikation gut eingestellt ist, reicht eine Kontrolle alle 3 bis 6 Monate. Da die Erkrankung oftmals mit weiteren Autoimmunerkrankung einhergeht, ist eine kurzfristige Kontrolle bei der Veränderung oder Zunahme der Symptome angeraten.

Möglichkeiten der Nahrungsergänzung

Um der Nährstoffverarmung oder Nährstoffunterversorgung entgegenzuwirken, ist die Einnahme von Nahrungsergänzungsmitteln eine einfache Möglichkeit. Der schädigende Autoimmunprozess kann durch eine Nährstoffunterversorgung vorangetrieben oder verschlimmert werden. Dies macht die Wichtigkeit einer ausreichenden und ausgeglichenen Nährstoffversorgung deutlich. Nahrungsergänzungsmittel sind keine dauerhafte Methode zur Nährstoffversorgung, sondern sollten zeitweise unterstützend eingenommen werden.

Durch eine Vollblutanalyse kann der Wert der verschiedenen Vitamine, Mineralien und Spurenelemente nachgewiesen werden. Begonnen wird mit einem Nahrungsergänzungsmittel in geringer Dosierung. Falls Sie diese gut vertragen, können Sie die Dosierung langsam steigern oder ein weiteres Nahrungsergänzungsmittel in geringer Dosierung in ihren Speiseplan mit aufnehmen. So können Sie nachvollziehen, welches der Nahrungsergänzungsmittel möglicherweise unerwünschte Nebenwirkungen mit sich bringt.[60]

Da die Herstellung und Kennzeichnung der Nahrungsergänzungen nicht vergleichbar streng geregelt ist wie die von Medikamenten, kommt es zu hohen qualitativen Unterschieden bei den verschiedenen Produkten. Informieren Sie sich also idealerweise in Ihrer Apotheke oder bei Ihrem behandelnden Arzt.

Für die Schilddrüse wichtig sind Eisen, Selen, Vitamin A, Vitamin E, Kalium, Jod, Zink und B-Vitamine. Das Vitamin-D ist zwar nicht direkt einflussnehmend auf die Schilddrüse, aber für die Leber, die Nieren und den Darm. Sind diese Organe intakt, unterstützen sie die Arbeit der Schilddrüse und des Immunsystems. Vielen Hashimoto-Erkrankten mangelt es an Zink, Vitamin D, Selen, Vitamin E, Ferritin, Vitamin B12, Antioxidantien und Magensäure.

Die Angaben der Optimalwerte der Nährstoffe kann in den verschiedenen Laboren variieren. Hier eine durchschnittliche Optimalwertangabe:

• Selen = 140-160mcg/l

---

[60] Schnitzenbaumer 2016(a).

- Zink = 1,5mg/l oder 18mcol/l
- Ferritin = > 100ng/ml
- Vitamin B12 = 800pmol/l oder 1000pg/ml (nicht immer aussagekräftig Holo-TC mitbestimmen lassen)
- Holo-TC = >100pmol/l (dies ist die vom Körper aktive nutzbare Form des Vitamin B12)
- Magnesium = 1,1 mmol/l
- Vitamin D (25 OH-Vitamin D3) = 80ng/ml oder 200nmol/l[61]

Um den Mangel an Magensäure auszugleichen, können unterstützend Probiotika, Säuresupplemente und Verdauungsenzyme eingenommen werden. Eine natürliche Alternative zu Säuresupplementen sind Zitronensaft und Apfelessig.

Das Vitamin B12 kann durch den Verzehr von Fisch und Fleisch aufgenommen werden. Da es in pflanzlicher Nahrung nur in geringen Mengen vorkommt, haben besonders Veganer und Vegetarier erhöhte Chancen für einen B12-Mangel. B12 kann in Kapselform eingenommen werden.

Magnesiummangel zeigt sich durch psychische Beschwerden, kalte Hände und Füße, Herzklopfen, Bluthochdruck, Regelschmerzen, Kopfschmerzen und Muskelverspannungen. Natürliche Ressourcen für Magnesium sind Kartoffeln, Rhabarber, Hülsenfrüchte, Leitungs- und Mineralwasser, Nüsse und grünes Gemüse. Allerdings garantiert auch eine ausgewogene Ernährung keine ausreichende Magnesiumversorgung. Die Supplementierung durch Magnesiumpräparate sollte bei Nierenproblemen vorerst mit einem Arzt besprochen

---

[61] Schnitzenbaumer 2016(a).

werden.

Die die freien Radikale bekämpfenden Antioxidantien sind Vitamin E, Vitamin C, Beta-Carotin, Selen und Mangan. Hier ist eine Supplementierung in geringen Dosen empfehlenswert.

Eisen, auch Ferritin genannt, ist für die Immunfunktion grundlegend wichtig. Eisenmangel drückt sich durch Konzentrationsschwierigkeiten, Haarausfall und Müdigkeit aus. Das Schilddrüsenhormon T3 benötigt Eisen zum Transport zu den Zellkernen und für die Nutzung. Kalziumsupplemente, Kaffee, Tee, Hülsenfrüchte, Nüsse und Getreide hemmen die Aufnahmebereitschaft des Körpers für Eisen, weswegen bei der Einnahme des Nahrungsergänzungsmittels auf einen mindestens zweistündigen Abstand zu den oben genannten Speisen geachtet werden muss. Eisen kommt in natürlicher Form im hohem Maße in Leber, Rindfleisch, Bohnen und Spinat vor.

Zink ist an über hundert Enzymreaktionen und Entgiftungsvorgängen beteiligt und dementsprechend von existenzieller Bedeutung für die reibungslosen Abläufe im Körper. Für die Schilddrüsenfunktion ist Zink wichtig, da es für die Umwandlung von T4 zu T3 und die Bildung von TSH verantwortlich ist. Es wird nicht im Körper gespeichert, weswegen es täglich durch die Nahrung aufgenommen werden muss. Natürlich kommt Zink in hohem Maße in Austern, Rindfleisch, Schweinefleisch, Leber, Hummer und Hühnchen vor. Eisensupplemente, Nüsse, Hülsenfrüchte und Samen verhindern die Aufnahme von Zink, weswegen sie nicht unmittelbar zusammen mit zinkhaltigen Lebensmitteln verzehrt werden sollten. Hashimoto-Erkrankte mit einer zusätzlichen Zöliakie haben zumeist eine gestörte Zinkresorption und sollten auf eine ausreichende Zinkzufuhr achten.

Aminosäuren sind aufgespaltene Proteine, woran Hashimoto-Erkrankte durch die unzureichende Verdauung meist einen Mangel haben. Auch hier können synthetische Nahrungsergänzungsmittel Abhilfe schaffen.

Eine einfache natürliche Quelle für Vitamin D ist das Sonnenlicht. Je nach Aufenthaltsland kann die Sonnenbestrahlung aber unzureichend sein, weswegen eine Supplementierung sinnvoll ist. In Lebertran, Orangensaft, Wildlachs und Eiern kommt Vitamin D auch vor.

Jod ist im Wasser, im Boden und in Pflanzen enthalten. Die Substituierung mit Jod ist durchaus umstritten, da Jod unerwünschte Autoimmunreaktionen im Körper verstärken kann. Bei der zusätzlichen Erkrankung an Morbus Basedow oder dem Vorkommen von heißen Knoten sollte auf eine zusätzliche Jodzufuhr verzichtet werden. Falls auf die übermäßige Aufnahme von Jod verzichtet werden muss, sollte auf Seefische, Wurstwaren mit Jodsalz, Algen und jodhaltiges Desinfektionsmittel verzichtet werden.[62]

Sportliche Betätigung

Die meisten Menschen betätigen sich körperlich nicht so intensiv, wie es für den Körper wichtig wäre. Im Vergleich zu den körperlichen Belastungen, die unsere frühen Vorfahren hatten, sind die körperlichen Belastungen für die Menschen in der westlichen Welt auf ein Minimum gesunken. Dies ist allerdings nur bedingt gut für den Körper. Besonders für Hashimoto-Erkrankte ist Krafttraining eine gute Möglichkeit, um den

---

[62] Schnitzenbaumer 2016(a).

Krankheitsverlauf positiv zu beeinflussen und störende Symptome zu lindern.

Nachdem der Körper durch die passende Hormontherapie wieder belastbarer ist, können Hashimoto-Erkrankte sich nach Absprache mit ihrem Arzt sportlich betätigen. Durch gezieltes Krafttraining werden entzündungshemmende Myokine-Proteine produziert, die die Balance des Hormonhaushalts unterstützen. Wöchentliches Training an 2-3 Tagen zu anfangs ist ausreichend und kann je nach Kondition und Gesundheitszustand erhöht werden.[63]

Entgiftungs-Methoden

Entgiften oder Detoxen ist der gezielte Konsum oder Verzicht wirkungsvoller Nahrungsmittel, um den Körper bestmöglich bei der Reinigung und Ausschwemmen von Giften zu unterstützen. Durch die Entgiftung wird zudem der Stoffwechsel angeregt. Detoxen ist in vielen Religionen tief verankert und wurde schon in früheren Zeiten zur Gesunderhaltung des Körpers eingesetzt.

Neben den physischen positiven Effekten können auch psychische Verbesserungen erzielt werden. In der heutigen Alltagsstruktur der Menschen bleibt wenig Zeit für physisches oder psychisches Entgiften und die Menschen sind täglich allerlei Giftstoffen in der Nahrung, in der Luft, im Wasser und Medikamenten ausgesetzt. Giftstoffe wie Schwermetalle, Pestizide, Insektizide, Lösungsmittel und Nervengifte müssen von der Leber, den Nieren, dem Darm, dem Lymphsystem, der Lunge und der Haut aufgenommen und verarbeitet werden. Oftmals fehlt den Menschen der westlichen Welt durch den überwiegenden Aufenthalt in

---

[63] Wobker 2009; Eichberg 2016(a).

geschlossenen Räumen frische Luft, wodurch Giftstoffe schnell im Nervensystem angesammelt werden, aber nicht mehr effizient abgebaut werden können.[64]

Entgiften wirkt sich positiv auf die Darmgesundheit, das Immunsystem, Entzündungen, depressive Verstimmungen, Erschöpfung, die Haut und die Lungen aus.

Zucker ist ein Nervengift und auch Weißmehl besteht aus Zucker. Beim Verzehr von Zucker wird die Entgiftung und der Fettabbau gestoppt. Zudem lässt Zucker den Blutzucker schnell und hoch ansteigen, weswegen Insulin ausgeschüttet wird, um den Blutzucker schnell wieder zu senken, was dann wiederum zu Heißhunger führt. Stress ruft im Körper die gleichen Schwankungen des Blutzuckers aus. Billig produziertes Fleisch enthält hormonaktive Stoffe, was besonders für Hashimoto-Patienten eine zu vermeidende Extrabelastung darstellt. Problematisch ist die Überbelastung mit Giftstoffen, die der Körper nicht mehr ausreichend durch eine belastende Ernährungs- und Lebensweise abbauen kann. [65]

Je nach Tagesablauf, Familiensituation und Motivation kann die Intensität der Entgiftung angepasst werden. Besonders rohe und frische Nahrung aktiviert die Selbstheilungskräfte des Körpers. Während der Entgiftung wird auf Zucker, Weißmehlprodukte, chemische Zusatzstoffe und gehärtete Fette verzichtet .

---

[64] Schnitzenbaumer 2016(a).
[65] Schnitzenbaumer 2016(a).

Einfache Entgiftungs-Möglichkeiten:

- Massagen – über die Haut werden viele Giftstoffe ausgeschieden

- Saunagänge – durch das Schwitzen werden Toxine freigegeben

- Vitamine und Mineralstoffe – als Unterstützung für den Darm und die Leber, zwei Organe, die maßgeblich an der Reduktion von Giftstoffen beteiligt sind

- Sport – regt die Verdauung und den Lymphfluss an, auch dies setzt Toxine frei

- Entgiftende Kräuter – diese binden Toxine im Darm

- Heilfasten – regt den Stoffwechsel an, wodurch Schadstoffe leichter aus dem Körper geschwemmt werden

- Saft-Wochenende/Saft-Kuren – die gesteigerte Aufnahme von Nährstoffen in Form von frisch gepressten Gemüsesäften und Suppen versorgt den Körper optimal für eine Entgiftung von innen heraus

- Wasserbehandlungen – sie regen die Schweißbildung und den Stoffwechsel an, wodurch Toxine aus dem Körper ausgeschieden werden

- Darmspülungen/Einläufe – dies regt das Ausschwemmen von Giftstoffen an

- Emotionales Detox – Baden, Spaziergänge und
  ähnliche entspannende Tätigkeiten tragen zur
  Aufarbeitung emotionaler Toxine bei

Gewichtsverlust durch eine bewusste Ernährung

Ein Verzicht auf Kalorien kommt für Hashimoto-Patienten nicht in Frage, da dies den eh schon instabilen Hormonhaushalt weiter negativ beeinflusst. Ausreichend Schlaf, eine ausgewogene Ernährung und möglichst wenig Stress tragen zur Gewichtsoptimierung bei. Sorgen Sie also für ausreichend Schlaf, eine naturbelassene und ausgewogene Ernährung, die alle möglichen Nährstoffmängel abdeckt, und so wenig negativen Stress wie möglich.

Was dem Körper beim Erreichen des Idealgewichts hilft, ist gesundheitsorientiertes Krafttraining. So wird der Stoffwechsel angeregt und Fette können leichter verbrannt werden. Dabei ist anzuraten, dies mit dem behandelnden Arzt zu besprechen und auf Beratungsangebote in einem professionellen Fitnesscenter zurückzugreifen.[66]

Gehen Sie in die Natur an die frische Luft

Vitamin A kann vom Körper durch Sonnenlicht selbst gebildet werden. Begünstigt durch den vermehrten Aufenthalt in geschlossenen Räumen kann Vitamin-A-Mangel schnell entstehen. Neben dem überwiegenden Aufenthalt in geschlossenen Räumen verhindert auch der Gebrauch von Sonnencreme, dass die für den Menschen so gesunde und wichtige Sonnenstrahlung in den Körper vordringen kann. Ein Großteil der im Handel erhältlichen Sonnencremes verhindert also eine Vitamin-D-Aufnahme

---

[66] Eichberg 2016(c).

und enthält zumeist krebserregende Stoffe und andere Toxine, die die Leber und Schilddrüse beeinflussen. Das sollte natürlich vor allem bei Hashimoto-Erkrankten vermieden werden.

Das lebenswichtige Vitamin A ist nicht nur für den Knochenbau elementar wichtig, sondern steht auch im Zusammenhang mit Autoimmunerkrankungen wie Hashimoto. Zudem fördert Vitamin A entzündungshemmende Prozesse, beispielsweise im Darm. Da Hashimoto-Erkrankte oftmals mit chronischen Entzündungen zu kämpfen haben, ist eine ausreichende Vitamin A Versorgung lohnenswert. Auch das Immunsystem und die Entgiftungsvorgänge profitieren von ausreichend Vitamin A im Körper.

Sonnenlicht ist eine gute Möglichkeit, dem Körper Vitamin A zuzuführen, jedoch gibt es einige Nahrungsmittel, die eine hohe Konzentration an Vitamin A enthalten: Fisch, Pilze und Rinderleber. Durch eine schonende und nicht überhitze Zubereitung bleiben die wichtigen Nährstoffe in der Nahrung erhalten und können vom Körper leicht aufgenommen werden.

Reduzieren Sie ihr Stresslevel

Die Nebennieren, die Schilddrüse und der Darm sind eng miteinander verbunden. Die Nebennieren sind ein Teil des Nervensystems und produzieren unter anderem die Hormone Cortisol, Noradrenalin und Adrenalin. Diese sind wiederum für die Regulation von Stress verantwortlich. Wenn nun die Schilddrüse angegriffen ist und diese mit der stressregulierenden Nebenniere in engem Kontakt steht, kann Stress möglicherweise nicht mehr ausreichend abgefangen werden. Nahrungsmittelunverträglichkeiten, ein schwankender Blutzuckerspiegel, Toxine und Infektionen können einen negativen Einfluss auf die Nierenfunktion haben. Durch die Ausschüttung von Stresshormonen wird die Umwandlung von den Schilddrüsenhormonen T3 und T4 verringert.

Es gibt einige gute Wege, das Stresslevel im Körper herunterzufahren, wenn Sie merken, dass sie aus Ihrem emotionalen Gleichgewicht geraten:

– Konzentrieren Sie sich ausschließlich auf Ihren Atem. Atmen Sie 5 Sekunden ein, halten Sie 3 Sekunden die Luft an und atmen Sie anschließend so lange wie möglich aus. Sie werden sich beruhigen und Ihr Atemrhythmus normalisiert sich.

– Durch die richtige Wahl der Lebensmittel wie stärkehaltiges Gemüse, Innereien, Samen und Nüsse statt Getreideprodukte kann die Nebenniere unterstützt werden. Auch Alkohol hat einen negativen Effekt auf die Nebennieren. Dunkles Blattgemüse wie Spinat, Mangold oder Kohl haben im rohen Zustand eine goitrogene Wirkung. Der Verzehr dieses Gemüses in gekochtem Zustand schließt eine Wechselwirkung mit den Schilddrüsenhormonen aus.

– Um den Blutzuckerspiegel stabil zu halten, hilft die Einnahme eines Teelöffels Kokosöl oder eine kleine Portion Nüsse zwischendurch. Der gleichzeitige Verzicht auf Zucker, Kaffee, stark zuckerhaltiges Obst und stark raffinierte Lebensmittel unterstützen die Normalisierung des Blutzuckerhaushaltes.

– Progressive Muskelentspannung kann bei Angstzuständen oder in Stresssituationen helfen. Spannen Sie hierzu in einer bequemen Position jeden Muskelbereich des Körpers für 10 Sekunden an. Fangen Sie mit den Muskeln im Gesicht an und arbeiten Sie sich dann Ihren Körper entlang über die Arme, Hände, Bauch, Beine, Po, Oberschenkel und Waden bis hinunter zu den Füßen.

—   Lenken Sie sich gezielt durch spaßbringende Aktivitäten ab. Ein lustiger Film, ein lustiges Buch oder andere Dinge, die Sie zum Lachen bringen. Lachen setzt Glückshormone frei, die Stress reduzieren. Umgeben Sie sich also mit lustigen Menschen! Auch befreites Tanzen zur laut aufgedrehten Lieblingsmusik setzt Glückshormone frei.

—   Tulsi, bei uns Basilikum genannt, ist eine Pflanze mit stresslindernden Eigenschaften. In der ayurvedischen Medizin wird diese Pflanze schon lange zu diesem Zweck eingesetzt und Sie können Tinkturen in jedem gut sortierten Reformhaus oder in der Apotheke finden.

—   Fangen Sie an, Tagebuch zu schreiben. So können Sie schnell herausfinden, was die Auslöser für Ihre Stressreaktionen sind und können diese in Zukunft vermeiden.

—   Aromatherapie ist eine gute Möglichkeit das Stressniveau des Körpers zu senken. Eine einfache Art sich mit Düften wie Lavendel oder Kamille zu umgeben ist die Verwendung eines Diffusors oder als Zusatz im Badewasser.

—   Magnesium entspannt das Nervensystem und senkt den Cortisol-Spiegel. Dies hat einen beruhigenden Effekt. Ein Bad mit Bittersalz beruhigt Geist und Körper.

– Visualisierungen helfen durch Autosuggestion den Körper zu beruhigen. Stellen Sie sich dazu vor, an einem Ort zu sein, an dem Sie gerne Urlaub machen würden. Stellen Sie sich alle dazugehörigen Details, wie das Rauschen des Meeres, die Luft in den Bergen oder das gute Essen vor. So können Sie sich schnell beruhigen.

Übungen

WICHTIGE ERNÄHRUNGSTIPPS

In den vorherigen Kapiteln wurde schon auf die Vorteile einer an die Bedürfnisse des Körpers angepassten Ernährungsweise berichtet. Da der Körper nicht an die durchschnittliche und einfache Ernährungsweise unserer heutigen Zeit angepasst ist, ist es besonders für erkrankte Menschen sinnvoll, auf eine für den Körper passende Ernährungsweise umzustellen.

Achten Sie auf den Glutengehalt

Gluten ist in vielen Getreidesorten, wie Weizen, Roggen, Gerste, Emmer, Kamut, Einkorn und Dinkel, enthalten und besteht aus den beiden Eiweißen/Proteinen Glutenin und Gliadin. Bei der Verarbeitung des Getreides entsteht durch den Kontakt mit Wasser das Klebeiweiß Gluten, was für den Backprozess ideal ist. Das Getreide Weizen enthält mit 50% den höchsten Glutengehalt.[67]

Bestimmte Komponente des Gliadin-Eiweißes binden sich an die Darmrezeptoren und zerstören diese. Infolgedessen können Nahrungsteilchen und Toxine über die Darmwand direkt in den Blutkreislauf gelangen, was der Körper mit einer Immunreaktion beantwortet. Es werden T-Zellen, Abwehrzellen, und Anti-Gliadin-Antikörper gegen das Gliadin gebildet. Diese Prozesse führen zu Entzündungen des Darms und der Zerstörung der Dünndarmzotten.

Gluten wird verdächtigt, einen negativen Einfluss auf Autoimmunerkrankungen wie Zöliakie und Hashimoto-Thyreoiditis und deren Krankheitsverlauf zu haben. Hashimoto-Erkrankte haben häufig eine Zöliakie als

---

[67] Dr. med. Lunow/Dr. med. Lunow 2017(b); Zentrum der Gesundheit 2017(a)..

Begleiterkrankung. Hierbei ist allerdings zwischen Glutensensitivität und Glutenunverträglichkeit zu unterscheiden. Eine ignorierte Glutensensitivität kann weitere Autoimmunerkrankungen wie Rheumatoide Arthritis, Multiple Sklerose oder Diabetes mellitus Typ 1 auslösen.[68] Beobachtungen von behandelnden Ärzten zu Folge bringt der Verzicht auf Gluten eine Linderung der Symptome mit sich.

Eine Studie aus Rom zeigt, dass Hashimoto-Patienten mit Glutenunverträglichkeit für einen TSH-Wert im Normbereich 49 Prozent mehr T4-Hormone benötigen als Patienten ohne Glutenunverträglichkeit.
Studien aus Italien ergaben, dass Hashimoto-Patienten mit einer Glutenunverträglichkeit für die Stabilisierung des TSH-Werts rund 49% mehr T4 Hormone benötigen als Hashimoto-Patienten ohne Glutenunverträglichkeit. Der Mehrbedarf an T4 Hormonen kann durch eine glutenfreie Ernährung normalisiert werden. [69]

Milch und Milchprodukte

Oftmals leiden Hashimoto-Erkrankte auch an einer Laktoseintoleranz. Der einzig sinnvolle Weg, weitere unangenehme Symptome zu lindern, ist der Verzicht auf Produkte mit Milchzucker. Dazu gehören Milch, Joghurt, Süßigkeiten, Sahne und vieles mehr.[70]

Bei Hashimoto-Erkrankten kommt es durch die Belastung des Körpers zu einer sogenannten erworbenen oder sekundären Laktoseintoleranz. Laktose wird im Dünndarm

---

[68] Dr. med. Lunow/Dr. med. Lunow 2017(b); Zentrum der Gesundheit 2017(a).
[69] Zentrum der Gesundheit 2017(a).

[70] Eiglmeier o.A.; Bruhn 2015.

durch das Enzym Laktase aufgespalten. Falls dieser Vorgang gestört ist, gelangt die Laktose ungespalten in den Dickdarm. In Verbindung mit den dort ansässigen Bakterien kommt es zu einem Gärungsprozess und der Entstehung von Laktat, Methan und Wasserstoff. Zusätzlich kommt es durch die Laktatenstehung im Dickdarm zu einem Wassereinstrom und dementsprechend zu Durchfall.

Um die Symptome zu lindern und den Körper nicht weiter zu belasten, ist ein Verzicht auf laktosehaltige Milchprodukte sinnvoll. Ersatzprodukte sind laktosefreie Milchprodukte oder Milchprodukte auf pflanzlicher Basis.[71]

Zuckerhaltige Speisen und Getränke

Die negativen Wirkungen des Zuckerkonsums wurden bereits beschrieben. Der Einfachzucker lässt den Blutzucker schnell an- und schnell wieder absteigen. Diese Schwankungen führen zu Heißhungerattacken und einer hohen Insulinausschüttung.[72]

Der Zucker wird im Darm in Glukose und andere Nährstoffe aufgespalten und versorgt die Zellen mit Energie. Um die Zellwände durchdringen zu können, benötigt Glukose das Insulin als Trägerstoff. Einfachzucker ist im Darm schnell aufzuspalten, was eine hohe und schnelle Verfügbarkeit von Insulin fordert. Die Mehrfachzucker werden im Darm langsam und lange aufgespalten, weswegen auf einem langen Zeitraum Insulin benötigt wird und es nicht so schnell zu Heißhungerattacken kommen kann. Der Abfall des Blutzuckerspiegels bewirkt die Ausschüttung des Hormons

---

[71] Eiglmeier o.A.
[72] Schnitzenbaumer 2016(a).

Cortisol in der Nebenniere.

Das Hormon Cortisol löst die Spaltung von Eiweißen und Fetten aus, damit der Blutzuckerspiegel auch zwischen den Mahlzeiten stabil bleibt. Bei Erkrankungen der Nebennieren kann es häufig zu Schwindel oder Schwächeanfällen aufgrund eines sehr niedrigen Blutzuckerspiegels kommen. Erkrankte Nebennieren produzieren möglicherweise zu wenig Cortisol, weswegen weniger Energie in die Zellen geliefert werden kann. Dies wiederum erhöht die Insulinproduktion, um möglichst alle verfügbare Energie aus der Nahrung zu gewinnen. Eine hohe Insulinproduktion hat auch immer einen extremen Abfall dieser und des Blutzuckerspiegels zur Folge und somit eine Verschlimmerung der Unterzuckerung.[73]

Um diesem Kreislauf entgegenzuwirken, ist darauf zu achten, Lebensmittel mit einem niedrigen glykämischen Index zu sich zu nehmen. Das heißt, weitestgehend auf Nahrungsmittel mit Einfachzucker zu verzichten.

Koffein und Alkohol (Fluoride)

Bei einigen der an Hashimoto Erkrankten kommt es zu einer Alkoholunverträglichkeit. Gerade bei der gleichzeitigen Einnahme von Medikamenten wie Beta-Blocker kann es zu Wechselwirkungen kommen.[74]

Koffein lässt den Blutzuckerspiegel ansteigen und hat durch seinen hohen Säuregehalt eine anregende Wirkung auf den Körper, was bei einer bestehenden Reizung des Darms vermieden werden sollte. Auch regt Kaffee die Nebenniere zur Produktion von Cortisol an. Gestresste Nebennieren

---

[73] Ghazi o.A.(a).
[74] Dr Brakebusch,/Prof. Dr. Heufelder 2008

können zu Schlafstörungen, Erschöpfung und Depressionen führen. Zusätzlich wird die Produktion von dem Glückshormon Serotonin durch die Erhöhung des Noradrenalinspiegels gehemmt. Für Hashimoto-Erkrankte ist besonders wichtig zu wissen, dass Kaffee die Aufnahme von L-Thyroxin, der synthetischen Schilddrüsenhormone, hemmt.[75]

Schwermetalle und andere Umweltgifte

Da Umweltgifte in Verdacht stehen, Autoimmunerkrankungen wie Hashimoto auszulösen, ist es für Hashimoto-Erkrankte besonders wichtig, eine Zusatzbelastung der entgiftenden Hormone zu vermeiden. Industriell verarbeitete Lebensmittel können Entzündungen im Körper verschlimmern.

Feinstaub von Autos, pestizidbelastete Lebensmittel, Medikamente und Weichmacher sind Bestandteil des heutigen Lebens, haben aber extrem negative Auswirkungen auf den menschlichen Körper.[76]

Auch belasten alte Amalgam-Füllungen den Körper schleichend mit Schwermetallen. Vergiftungen durch Schwermetalle haben einen negativen Einfluss auf die Schilddrüse und andere entgiftende Organe. Durch die Einnahme von probiotischen Bakterien können diese Schwermetalle gebunden und ausgeschieden werden.[77]

---

[75] Schnitzenbaumer 2016(b).
[76] Musch 2016.
[77] Keller o.A.

Übungen

DIE PASSENDE HASHIMOTO ERNÄHRUNG

Nun haben Sie schon einiges über den Einfluss der Nahrungsmittel auf den menschlichen Körper erfahren. In diesem Kapitel lernen Sie, wie Sie dieses Wissen praktisch umsetzen und sich richtig ernähren. Sie werden vier verschiedene Ernährungsweisen kennen lernen, die die Symptome der Hashimoto-Krankheit lindern.

GAPS-Diät

GAPS steht für „Gut and Psychology/Physiology Syndrome" und beschreibt den Einfluss eines gestörten Darms auf den Körper und die Psyche. Die englische Neurologin Dr. Natasha Campbell-McBride erklärt mit diesem Begriff die „Darm-Körper-Kopf-Verbindung". Mit GAPS-Diät können Depressionen, Herzprobleme und ähnliche Erkrankungen behandelt werden. Die GAPS-Einstiegsdiät dauert 18 Tage und ist in 6 Stufen von je 3 Tagen unterteilt. Grundlage dieser Diät ist das Vermeiden der Aufnahme von Kohlenhydraten, die von einem angegriffenen Darm nur noch eingeschränkt verdaut werden. Erlaubt bei dieser Ernährungsform sind Obst, Gemüse, Fisch und Fleisch.

Die Darmflora wird durch die Zufuhr von geeigneten Lebensmitteln saniert und schädliche Mikroorganismen im Darm unschädlich gemacht. Bestimmte Proteine, milchsauer vergorene Lebensmittel, hochwertige Fette und unterstützende Probiotika bauen die Darmflora nachhaltig auf. Lebensmittel, die Einfach- oder Zweifachzucker enthalten, sind aufgrund ihrer toxinen Wirkung nicht empfohlen. Diese Ernährungsform ist an die Ernährung indigener Völker angelehnt, da diese keine der modernen Zivilisationskrankheiten aufweisen und eine ursprünglichen

Ernährungsweise verfolgen.

In der **ersten Stufe** von Tag 1 bis 3 wird folgendes empfohlen:

– Morgens ein Glas Wasser mit Zitronensaft
– Selbstgemachte Suppen mit Fisch, Rind, Huhn, Lamm und Truthahn, sowie weich gekochtem Gemüse ohne Stiele und Schale wie Brokkoli, Zucchini, Kürbis, Karotten und Zwiebel
– Geflügelfett, Rindertalg und Schweineschmalz
– Kokosfett
– Meersalz
– Probiotische Lebensmittel wie Joghurt, Molke, Kefir und Sauerrahm

In der **zweiten Stufe** von Tag 4 bis 6 wird der ergänzende Verzehr folgender Lebensmittel empfohlen:

– Vergorener Fisch und Lebertran
– Roher Eidotter von Eiern aus ökologischem Erzeugnis
– Eintöpfe und Aufläufe mit gekochtem Fleisch und Gemüse
– Größere Mengen von selbstgemachter Mole, Sauerrahm und Joghurt
– Frische Kräuter
– Größere Mengen von vergorenen Gemüsesäften als Zugabe zu Suppen

Die **dritte Stufe** von Tag 7 bis 9 sieht den zusätzlichen Verzehr von folgenden Lebensmitteln vor:

– Zwiebeln in tierischem Fett angeschwitzt
– Weich gekochter Kohl, Sellerie und Spargel
– Reife Avocados

- Rindertalg als Beilage zu Suppe
- Weich gekochte Eier, Spiegeleier oder Eierspeise in tierischem Fett, Ghee oder Kokosöl gebraten
- Palatschinken aus Kürbis, Eiern, Nussbutter und wenig Honig
- Vergorenes Gemüse 1-4 Teelöffel pro Mahlzeit

Die **Stufe vier** von Tag 10 bis 12 sieht folgende Lebensmittel vor:

- 1-2 Esslöffel kaltgepresstes Olivenöl pro Mahlzeit
- Frisch gepresste Säfte, beginnend mit einem TL frischem Möhrensaft auf nüchternem Magen; Saft aus Sellerie, Blattsalat und Minze
- Walnuss- und Mandelmehl
- Brot aus gemahlenen Nüssen und Körnern
- Gebratenes und gegrilltes Fleischprodukte
- Gebratener und gegrillter Frisch

Bei der **fünften Stufe** an Tag 13 bis 15 kommen folgende Lebensmittel hinzu:

- Gewürze
- Rohes Gemüse, wie Gurken oder Blattsalat
- Mehl aus Pekannüssen
- Äpfel, Ananas und Mango als Zutat zu gepressten Säften
- Mit Ghee oder Kokosfett verkochte Äpfel

Stufe sechs an den Tagen 16 bis 18 sieht den zusätzlichen Verzehr folgender Lebensmittel vor:

- Rohe Früchte wie reife Bananen, Birnen, Himbeeren, Brombeeren, Heidelbeeren und Marillen
- Kleine Mengen Paranüsse

- Süße Nachspeisen und Backwaren in kleinen Mengen
- Rosinen, Kokosmilch, Rettich, Kapern, Zimt, Koriandersamen, Datteln

Paleo-Diät

Der Begriff Paleo-Diät kommt von dem Begriff Paläolithikum, der Altsteinzeit. Diese „Steinzeit"-Diät orientiert sich an der für den Menschen ursprünglichen Ernährung der Jäger und Sammler. Dementsprechend sind die Grundlage der Paleo-Diät nachhaltige Lebensmittel hoher Qualität, die während der gesamten 2,5 Millionen Jahre Entwicklungsphase für den Menschen verfügbar waren. Die optimale Nährstoffversorgung durch diese Lebensmittel beruht auf modernen wissenschaftlichen Erkenntnissen.[78]

Die Paleo-Diät ist vor allem durch ihre einfachen und logischen Regeln ohne das Zählen von Kalorien leicht zu befolgen. Nach ungefähr 30 Tagen sind die positiven Veränderungen des Körpers und der Psyche festzustellen. Die Hauptbestandteile der Paleo-Ernährung sind Obst, Gemüse, Nüsse, Samen, Eier, gesunde Fette, Fleisch und Fisch. Verarbeitete Lebensmittel und solche Lebensmittel mit einem hohen Anteil an schädlichen Antinährstoffen sind nicht empfohlen. Diese Produkte wurden nach der Einführung des Ackerbaus und der Viehzucht vor rund 10.000 Jahren entwickelt und passen nicht zu den Bedürfnissen des Körpers. Sie haben einen schädigenden Einfluss auf den Körper und können von diesem meist nur unzureichend verarbeitet werden. Der menschliche Körper ist nicht an die moderne Lebensmittelindustrie angepasst. Zucker, Hülsenfrüchte, Milchprodukte, stark verarbeitete

---

[78] Richter o.A.(e).

pflanzliche Fette, künstliche Zusatzstoffe und Getreideprodukte sind bei dieser Ernährungsform tabu.

Die modernen Lebensmittel-Kreationen der letzten Jahrhunderte sind mit ein Hauptgrund für Fettleibigkeit, Depressionen, Krebs, Diabetes, Herz-Kreislauf-Erkrankungen und Autoimmunerkrankungen wie Hashimoto. Die Paleo-Ernährung unterstützt den Körper dadurch, dass sie den Bedürfnissen des Körpers angepasst ist und dem Körper keine unverdaulichen oder schädlichen Lebensmittel zugeführt werden. Die Belastung für den Körper durch die Art der Nahrungsaufnahme wird also minimiert. Dies bekämpft niedrigen Blutdruck, Schlafstörungen, Energielosigkeit, Konzentrationsstörungen, Verdauungsbeschwerden, Depressionen, Schwächen des Immunsystems, Entzündungen, Allergien und schlechte Blutzuckerwerte. Das Hauptanliegen dieser Ernährungsform ist der Einklang der Ernährung mit den körperlichen Vorgängen und Funktionen.

Gemüse ist aufgrund seiner Ballaststoffe und pflanzlichen Sekundärstoffe die Basis der Paleo-Diät. Durch den Konsum von Fleisch werden dem Körper Proteine, gesunde Fette und Mirko-Nährstoffe geboten. Allerdings trifft dies nur auf Fleisch von freilaufenden und artgerecht gefütterten Tieren zu. Durch Fisch und Meeresfrüchte erhält der Körper notwendige Omega-3-Fettsäuren und auch diese Lebensmittel sollten aus ökologischer Lebensmittelindustrie stammen. Eier von freilaufenden Hühnern bieten dem Körper Fette, Proteine und Vitamine. Obst mit geringem Zuckeranteil liefert Ballaststoffe und Vitamine. Eine Handvoll Nüsse und Samen sind der ideale Energielieferant für den Körper. Ghee, und kaltgepresste Pflanzenfette wie Olivenöl, Avocado-Öl und Kokosöl sind elementare Bestandteile der Paleo-Ernährung und versorgen den Körper mit Energie.

Nicht erlaubte Lebensmittel während der Paleo-Diät sind Getreideprodukte jeglicher Art (von Pizza, Nudeln bis Brot ist nichts erlaubt!), da sie alle Gluten, Lektine, Phytate oder Antinährstoffe enthalten, welche die Aufnahme von Mineralien hemmen und den Organismus langfristig schädigen. Zusätzlich sind sie für Schwankungen des Blutzuckerspiegels verantwortlich und unterstützen die Entstehung von Entzündungen im Körper, was es also besonders für Hashimoto-Erkrankte zu vermeiden gilt. Auch Hülsenfrüchte wie Bohnen, Erdnüsse und Soja enthalten schädliche Phytate und Lektine. Industriell verarbeitete Milchprodukte sind für den Organismus meist schwer verdaulich und es sollten wenn möglich auf Rohmilchprodukte und fermentierte Milchprodukte in die Ernährung aufgenommen werden.

Zucker, Softdrinks, Süßigkeiten, künstliche Zusatzstoffe und raffinierte Lebensmittel sind aus den bekannten gesundheitsschädlichen Problemen bei dieser Ernährungsweise tabu. Stark verarbeitete Öle und Fette wie Margarine, Distelöl, Rapsöl, Sonnenblumenöl und Erdnussöl sind aufgrund ihres ungünstigen Fettsäureverhältnisses auch zu vermeiden. Auch industriell verarbeitete Fleischprodukte wie Würstchen, Salami, und ähnliches sind aufgrund des zugesetzten Zuckers, Geschmacksverstärkern und der Fütterung der Zuchttiere mit Antibiotika keine geeigneten Nährstoffquellen.

Honig, Ahornsirup, Ghee, grüne Bohnen, Zuckerschoten, Essig, Oliven in Dosen, passierte Tomaten und Kokosmilch in Dosen können verzehrt werden, solange keine synthetischen Zusatzstoffe enthalten sind. Honig und Ahornsirup enthalten Antioxidantien und können so zur Senkung des Blutdrucks beitragen. Ghee von Tieren aus

Weidehaltung enthält keine Milchproteine, aber gesunde Fettsäuren und kann zum Braten verwendet werden. Grüne Bohnen und Zuckerschoten enthalten nur wenige Anti-Nährstoffe und bilden somit einen gesunden Teil der Ernährung. Essig ohne Zuckerzusatz oder Gluten kann bedenkenlos verzehrt werden..

FODMAP-arme Diät

FODMAP ist eine kohlenhydratreduzierte Ernährung, die bei Verdauungsbeschwerden Abhilfe schaffen kann. Lebensmittel mit geringem FODMAP-Gehalt führen zu weniger Verdauungsbeschwerden. Ausschlaggebend ist die Höhe des Gehalts an Fructose, Lactose, Fruktanen, Galactanen und Polyolen.

Das Wort FODMAP bedeutet Fermentable-Oligo-saccharides, Di-saccharides, Mono-saccharides and Polyols, auf Deutsch bedeutet dies Fermentierbare Oligo-, Di-, Monosaccharide und Polyole.

Lebensmittel, die reich an Oligosacchariden sind: Weizen, Hülsenfrüchte, Zwiebeln und die Lebensmittelzusatzstoffe Inulin und Fructooligosaccharide. Disaccharide kommen vor allem in Lactose vor. Monosaccharide sind in Früchten und Honig zu finden. Die Zuckeralkohole Polyole sind zumeist in diätischen oder zuckerfreien Lebensmitteln zu finden. Hohe Werte haben beispielsweise Pfirsiche, Pflaumen, Diät- und Lite-Getränke, Pilze, zuckerfreie Bonbons und Blumenkohl.

Eine FODMAP-arme Diät sollte 6 bis 8 Wochen dauern. Nach dieser Zeit sollten einzelne Lebensmittel im Ausschlussverfahren in die Ernährung probeweise mitaufgenommen werden und erst nach sicherer Verträglichkeit wieder als fester Bestandteil der Ernährung etabliert werden.

Einen hohen FODMAP-Gehalt haben folgende Lebensmittel:

Gemüsearten

- – Bohnen
- – Erbsen
- – Artischocken
- – Blumenkohl
- – Kichererbsen
- – Linsen
- – Sellerie
- – Sojabohnen
- – Der weiße Teil der Frühlingszwiebel, des Lauchs
- – Grüne Paprika
- – Pilze
- – Zwiebeln
- – Zuckerschoten
- – Knoblauch
- – Schalotten
- – Rote Beete
- – Kohl
- – Topinambur
- – Spargel
- – Zuckererbsen
- – Wirsing
- – Äpfel

Früchte

- Äpfel
- Aprikosen
- Avocado
- Bananen
- Birnen
- Beeren
- Datteln
- Kirschen
- Litschis
- Mango
- Nektarinen
- Orangensaft
- Pfirsiche
- Pflaumen
- Rosinen
- Verarbeitetes Obst, Obstsäfte, Obstkonserven
- Wassermelone

Fischkonserven, Wurst, Zucker, Sirup, Agavensaft, Sirup, Cashewnüsse, Pistazien, Alkohol, Getreideprodukte mit Glutengehalt und Milchprodukte mit Laktose weisen einen hohen FODMAP-Gehalt auf.

Gemüse mit niedrigem FODMAP-Gehalt

- Sprossen
- Aubergine
- Brokkoli
- Kürbis
- Chili
- Chicorée
- Chinakohl
- Fenchel
- Grüner Teil der Frühlingszwiebeln und Lauchblätter
- Grüne Bohnen
- Gurken
- Ingwer
- Kartoffeln
- Mais (40-60g)
- Möhren
- Okra
- Oliven
- Pak Choi
- Gelbe und rote Paprika
- Pastinake
- Petersilie
- Radieschen
- Rettich
- Rübe
- Salat
- Schnittlauch
- Spinat
- Tomaten
- Zucchini

Früchte

- Ananas
- Blaubeeren
- Erdbeeren
- Heidelbeeren
- Himbeeren
- Cantaloupe Melone
- Clementinen
- Honigmelonen
- Kaktusfeige
- Kiwis
- Kumquats
- Limonen
- Limette
- Mandarinen
- Maracuja
- Orangen
- Papaya
- Passionsfrucht
- Preiselbeeren
- Rhabarber
- Sanddorn
- Sternfrucht
- Weintrauben
- Zitrone

Stevia, trockener Wein, Gin, Wodka, kleine Portionen Nüsse, Pflanzliche Milch, Tempeh, Tofu, Reis, Reismehlprodukte, Maismehlprodukte, glutenfreies Getreide und glutenfreie Getreideprodukte weisen einen niedrigen FODMAP-Gehalt auf.

Laktosefreie Milchprodukte und Milchprodukte wie Butter, Hartkäse, Brie, Feta, Cheddar, Camembert, Hüttenkäse und Mozzarella weisen einen gleichermaßen niedrigen

FODMAP-Gehalt auf. Proteinreiche Nahrungsmittel wie Eier, Fisch und Geflügel sind unbedenklich. Ingwer, Essig, Leinsamen, Mayonnaise, Minze, Margarine, Koriander, hausgemachte Brühe, Olivenöl, Rosmarin, Petersilie, Pfeffer, Paprikapulver, Oregano, Senf, Salz und Zitronengras können in eine FODMAP-Diät mitaufgenommen werden.

Anti-Candida Diät

Die Ausbreitung von Pilzen in Darm wird normalerweise von einer gesunden Darmflora verhindert. Wenn es jedoch zu einem Ungleichgewicht kommt und der Pilz Candida Albicans sich übermäßig vermehrt, kann dies zu Autoimmunerkrankungen führen oder diese negativ beeinflussen. Wichtige Darmbakterien werden verdrängt und dementsprechend können Nährstoffe nicht mehr einwandfrei aufgenommen werden.[79]

Candida Albicans ist ein Hefepilz, der sich vorrangig von Zucker und Hefe ernährt. Durch die schädliche Ernährungsweise der meisten Menschen kann sich dieser Pilz ungehindert ausbreiten. Je länger sich der Hefepilz unbehandelt im Darm vermehren kann, desto höher wird die Wahrscheinlichkeit für Vitaminmangel, Anämien, Zöliakie und Nahrungsmittelintoleranzen. Meist haben sich Erkrankte über den langen Zeitraum der Pilzbesiedelung an Symptome wie Müdigkeit, Allergien, wiederkehrende Erkältungen und Kopfschmerzen gewöhnt und bringen diese Symptome nicht mit einer möglichen Pilzerkrankung in Verbindung.

In schlimmen Fällen kann sich der Pilz über das gesamte System ausbreiten und das Immunsystem ist infolgedessen

---

[79] Ghazi o.A.(b).

stark überlastet. Der Pilz bevölkert dann Darm- und Schleimhäute. Schwachstellen, die die Ausbreitung des Hefepilzes begünstigen, entstehen beispielsweise durch Antibiotikaeinnahme, Cortisoneinnahme, Stress und eine falsche Ernährung mit viel Weißmehl und Zucker. Im Darm wandelt der Pilz Glukose durch Fermentation zu Fuselalkoholen um, was die Leber langfristig belastet.

Symptome können unter anderem Verlangen nach Süßigkeiten und Kohlenhydrate, Müdigkeit, Blähungen, Durchfall, Verstopfungen, Sodbrennen, Reizdarm, Schlafstörungen, Gereiztheit, Nahrungsmittelintoleranzen, Gelenkschmerzen, Muskelschmerzen, Stimmungsschwankungen, Depressionen, Angstzustände, Sehstörungen, Hautprobleme und Kopfschmerzen sein. Candida greift vor allem durch Wurzelbildung die Darmwände an, wodurch es zu dauerhaften Wundbildungen im Darm kommt.

Durch den strikten Verzicht auf Zucker, Honig, Rohrzucker und Rübensirup kann dem Hefepilz schnell die Lebensgrundlage entzogen werden. In der ersten Phase der Anti-Candida-Diät sind auch Fruchtzucker verboten, könnrn aber später wieder problemlos in den Speiseplan mitaufgenommen werden. Milchzucker kann der Pilz nicht spalten und sofern keine Laktoseintoleranz vorliegt können Milchprodukte während der Anti-Candida-Diät verzehrt werden. Vollkorngetreide, Hülsenfrüchte und Kartoffeln enthalten für diese Diät wichtige Ballaststoffe, die für das Abführen der abgestorbenen Pilze aus dem Körper von enormer Wichtigkeit sind.

Was Sie während der Anti-Candida-Diät essen dürfen:

- Vollkornprodukte ohne Zucker
- Vollkorn- und Sauerteigbrot
- Gemüsesäfte und ausreichend Wasser
- Kartoffeln
- Fleisch (aber keine Wurst)

Das sollten Sie während der Anti-Candida-Diät vermeiden:

- Zucker
- Speisestärke
- Teigwaren aus hellem Mehl (Kuchen, Brot, Nudeln)
- Reis
- Obstsäfte, Schnaps, Wein, Sekt, Limonade, Likör, Bier
- Milchprodukte mit Früchten
- Fertigprodukte

Um die optimale Vitaminversorgung während der Diät zu gewährleisten, ist eine unterstützende Einnahme von Vitamin- und Mineralstoffpräparaten sinnvoll oder eine ausgewogene Ernährung mit viel Gemüse. Da die Aufnahme von Vitaminen durch den Pilz gestört ist, ist eine ausreichende Vitaminversorgung nicht einfach.

Diese Ernährungsempfehlungen sollten für vier bis sechs Wochen eingehalten werden, damit die Pilze absterben und sich die Darmschleimhaut wiederherstellen kann. Es ist jedoch durchaus sinnvoll, dauerhaft auf eine Ernährung ohne helles Mehl und Zucker umzustellen, um erneute Besiedelungen durch den Pilz auszuschließen.

REZEPTESAMMLUNG

Auf den folgenden Seiten möchte ich Ihnen nun einige meiner Lieblingsrezepte vorstellen. Diese habe ich mir allesamt selbst zubereitet und mir haben sie sehr geholfen einerseits meinen Hunger zu stillen und andererseits meinen Kreislauf nicht zu sehr zu belasten.

Bei der Auswahl der Rezepte habe ich immer darauf geachtet möglichst hohe Anteile von schnell verdaulichen Zutaten zu konsumieren. Meine persönliche Erfahrung zeigte, dass ich ein großes Leistungsplus langfristig dadurch erreichen konnte. Das ist der Grund weshalb ich den Fokus vor allem darauf lege.

Damit es ein wenig einfacher ist zum Einstieg habe ich die Rezepte in die jeweiligen Mahlzeiten Frühstück, Mittagessen und Abendessen unterteilt. So können Sie sich gut orientieren und bekommen sehr schnell ein Gefühl dafür, was „erlaubt" und gut ist und womit Sie beziehungsweise Ihr Magen eher zu kämpfen haben.

LECKERES PORRDIGE MIT FRÜCHTEN

Zutaten für eine Mahlzeit:

30 Gramm Haferflocken
100 Milliliter fettarme Milch
1 Teelöffel Vanilleextrakt
1 Teelöffel getrocknete Cranberries
1 Teelöffel Rosinen

Nährwertangaben:

176 kcal je Portion
8 Gramm Kohlenhydrate
3 Gramm Fett
14 Gramm Eiweiß

Zubereitung:

Wiegen Sie die Zutaten entsprechend den Mengenangaben ab und vermengen Sie diese in einer Schüssel. Es bietet sich an die Milch erst später hinzu zufügen. Zur Kalorienreduktion können Sie statt der Milch auch Wasser verwenden.

Kochen Sie das Gemisch auf dem Herd einige Minuten oder stellen Sie es in einem mikrowellengeeigneten Gefäß für 2-3 Minuten in die Mikrowelle.

Das Porridge schmeckt sowohl warm als auch kalt.

FRÜHSTÜCKS-ALLERLEI MIT LACHS

Zutaten für eine Mahlzeit:

1 großes Ei
10 Milliliter fettreduzierte Milch
1 Prise Salz
1 Prise Pfeffer
25 Gramm geräucherter Lachs
10 Gramm fettreduzierter Ziegenkäse
1 Teelöffel Olivenöl
Ein wenig Schnittlauch und/oder Petersilie

Nährwertangaben:

210 kcal je Portion
7 Gramm Kohlenhydrate
13 Gramm Fett
19 Gramm Eiweiß

Zubereitung:

Schneiden Sie die Lachsscheiben in kleine Stücke.
Zerkleinern Sie den Schnittlauch und vermengen Sie beides.
Schlagen Sie dann das Ei auf und fügen Sie es zusammen
mit der Milch und dem Ziegenkäse in das Gefäß.

Erhitzen Sie das Öl in einer kleinen Pfanne und braten Sie
das Gemisch kurz unter ständigem Rühren an. Salzen und
pfeffern Sie die Mahlzeit vor dem Servieren.

Alternativ gelingt das Gericht auch im Backofen. Heizen Sie
diesen dazu auf 180-200 Grad vor. Vermengen Sie alle
Zutaten und backen Sie das Gemisch für 25 Minuten.

SANDWICH MIT GUACAMOLE

Zutaten für eine Mahlzeit:

1 Limette
1 Knoblauch-Zehe
½ Avocado
1 Esslöffel Olivenöl
1 Esslöffel fettreduzierter Joghurt
1 Putenbrustfilet
1 Scheibe Vollkornbrot

Nährwertangaben:

385 kcal je Portion
28 Gramm Kohlenhydrate
23 Gramm Fett
39 Gramm Eiweiß

Zubereitung:

Den Saft der Limette zusammen mit dem Knoblauch, dem Olivenöl sowie Salz und Pfeffer vermengen. Das Putenbrustfilet darin marinieren und für 30 Minuten im Kühlschrank ruhen lassen.

Zerdrücken Sie die geschälte Avocado zu einer Masse und füllen Sie den Rest der Marinade hinein. Zusätzlich den Joghurt untermengen.

Das Putenbrustfilet in der Pfanne kurz von beiden Seiten anbraten. Danach das Vollkornbrot mit der Avocado-Creme bestreichen und das Filet in Streifen auflegen.

OVERNIGHT-OATS MIT FRÜCHTEN

Zutaten für eine Mahlzeit:

40 Gramm Haferflocken
160 Milliliter fettarme Milch
30 Gramm Mandeln, Cashews oder Walnüsse
½ Apfel
50 Gramm Himbeeren oder Heidelbeeren

Nährwertangaben:

310 kcal je Portion
40 Gramm Kohlenhydrate
11 Gramm Fett
13 Gramm Eiweiß

Zubereitung:

Füllen Sie die Zutaten in ein dichtes, verschließbares Gefäß.
Vermengen Sie diese gründlich und stellen Sie sicher, dass
die Haferflocken in der Milch liegen.

Stellen Sie das Gefäß über Nacht in den Kühlschrank. Dort
kann es auch mehrere Tage stehen oder Sie portionieren
sich täglich etwas von einer größeren Menge. Kalt oder auf
Zimmertemperatur verzehren.

PAPRIKA-SUPPE

Zutaten für eine Mahlzeit:

150 Gramm rote Paprika
250 Milliliter Gemühsebrühe
150 Milliliter passierte Tomaten
100 Milliliter fettarmer Joghurt
½ kleine Zwiebel
1 Teelöffel Basilikum (getrocknet)
1 Teelöffel zerkleinerter Dill

Nährwertangaben:

206 kcal je Portion
31 Gramm Kohlenhydrate
5 Gramm Fett
7 Gramm Eiweiß

Zubereitung:

Zerkleinern Sie die Paprika und die Zwiebel und geben Sie diese zusammen mit der Gemüsebrühe, den passierten Tomaten , dem Joghurt in einen Topf.

Bringen Sie die Masse zum Kochen und stellen Sie die Hitze dann auf 60-70%. Geben Sie nun das Basilikum dazu und lassen Sie den Inhalt bei geschlossenem Deckel 20-25 Minuten köcheln.

Bei Bedarf kann der Topfinhalt einmal mit dem Pürierstab zerkleinert werden. Mit Pfeffer und Salz anschließend abschmecken und mit dem Dill garnieren.

KAROTTEN-SUPPE

Zutaten für eine Mahlzeit:

150 Gramm Karotten
250 Milliliter Gemühsebrühe
½ kleine Zwiebel
1 kleine Kartoffel
Frischer Koriander
Salz und Pfeffer

Nährwertangaben:

126 kcal je Portion
17 Gramm Kohlenhydrate
6 Gramm Fett
4 Gramm Eiweiß

Zubereitung:

Zwiebeln, Karotten und die Kartoffel schälen und würfen.
In einem Top mit der Gemüsebrühe zusammen erhitzen
und 18-20 Minuten auf 60-70% der Leistung köcheln
lassen. Das Gemüse sollte weich sein.

Danach den Koriander hinzufügen und die gesamte Masse
mit einem Pürierstab vermengen.

Schmecken Sie die cremige Masse mit Pfeffer und Olivenöl
ab und lassen Sie sie bei geringer Temperatur bis zum
Servieren köcheln.

LACHS MIT GRÜNEM SPARGEL

Zutaten für eine Mahlzeit:

120 Gramm Lachsfilet
100 Gramm grüner Spargel
1 Teelöffel Rosmarin
½ Zitrone
Pfeffer, Salbei, Knoblauch in kleiner Menge

Nährwertangaben:

294 kcal je Portion
7 Gramm Kohlenhydrate
19 Gramm Fett
9 Gramm Eiweiß

Zubereitung:

Reißen Sie zwei ca. DINA4 große Stücke der Alufolie ab und formen Sie aus diesen ein kleines Schiffchen. Beträufeln Sie die innere Fläche mit Olivenöl und legen Sie das Lachfilet dort hinein. Legen auf die Oberseite vom Lachs die Gewürze und eine Knoblauchzehe sowie zwei Scheiben der Zitrone. Ziehen Sie dann die Seite der Folie zu, so dass der Lachs verschlossen ist.

Heizen Sie den Ofen auf 200 Grad vor und legen Sie den Lachs in Alufolie sowie den grünen Spargel auf einem Blech ab. Lassen Sie das Mahl circa 15 Minuten garen.

Vor dem Servieren ein wenig Zitronensaft auf dem Lachs verteilen und warm anrichten.

HÄHNCHEN IM KRÄUTERBAD

Zutaten für eine Mahlzeit:

150 Gramm Hähnchenbrust
50 Gramm Creme Fraiche
80 Milliliter Apfelessig
½ Zwiebel
½ Knoblauchzehe
Petersilie, Vollkornsenf, Thymian in kleinen Mengen
Salz und Pfeffer

Nährwertangaben:

298 kcal je Portion
5 Gramm Kohlenhydrate
12 Gramm Fett
36 Gramm Eiweiß

Zubereitung:

Die Hähnchenbrust in einer Pfanne kurz 2-3 Minuten je
Seite scharf anbraten. Das Fleisch aus der Pfanne nehmen
und im Bratensud die Zwiebel und Knoblauchzehe 3
Minuten kochen lassen.

Geben Sie dann den Apfelessig in die Pfanne und bringen
Sie die Menge erneut zum Kochen; dann das Hähnchen
wieder hinzugeben und für 12 Minuten mit aufgelegtem
Deckel kochen lassen.

Zum Abschluss den Vollkornsenf, Creme Fraiche sowie die
Kräuter, Salz und Pfeffer hinzugeben und abschmecken.
Als Beilage eignet sich grünes oder weißes Gemüse.

HÄHNCHEN IN ERDNUSS-CREME

Zutaten für eine Mahlzeit:

200 Gramm Hähnchenbruststreifen
50 Gramm fettarmer Joghurt
50 Milliliter Hühnerbrühe
1-2 Centimeter Ingerwurzel
2 Esslöffel Erdnussbutter
½ Knoblauchzehe
½ Esslöffel Sonnenblumenöl

Nährwertangaben:

342 kcal je Portion
15 Gramm Kohlenhydrate
17 Gramm Fett
30 Gramm Eiweiß

Zubereitung:

Vermengen Sie den Knoblauch, Ingwer und bei Bedarf
Koriander zu einer dickflüssigen Masse.

Erhitzen Sie Öl in der Pfanne und braten Sie die
Hähnchenbruststreifen 1-2 Minuten kurz ab. Danach die
dickflüssige Masse in die Pfanne geben und die Streifen gut
darin wenden.

Die Erdnussbutter, das Joghurt und die Brühe miteinander
vermengen und anschließend in die Pfanne geben. Kochen
Sie das Gericht 5-10 Minuten ab, bis die Sauce merklich
andickt. Mit Koriander und Chili bei Bedarf garnieren.

RINDERHACK MIT TOMATENSAUCE

Zutaten für eine Mahlzeit:

150 Gramm Rinderhackfleisch
100 Gramm Champignons
100 Gramm passierte Tomaten
½ Zwiebel
½ Paprika
1 Knoblauchzehe
Frischer Basilikum
Dijon-Senf, Salz, Pfeffer und Olivenöl in kleiner Menge

Nährwertangaben:

226 kcal je Portion
6 Gramm Kohlenhydrate
13 Gramm Fett
26 Gramm Eiweiß

Zubereitung:

Zerkleinern Sie die Zwiebel in Würfel und die
Champignons in Viertel sowie die Paprika in Streifen.

Erhitzen Sie nun das Öl in einer Pfanne und braten Sie das
Rinderhackfleisch darin für wenige an. Geben Sie die
Zwiebel, Champignons, Knoblauch, Senf und Paprika
hinzu und braten Sie alles weitere 3-5 Minuten an.

Heben Sie die passierten Tomaten und köcheln Sie diese
einige Minuten mit. Mit Salz und Pfeffer abschmecken und
servieren.

SCHLUSSWORT

Ich hoffe, dass Sie viel nützliches Wissen aus diesem Buch aufnehmen konnten! Neben der Funktion einer normalen und erkrankten Schilddrüse haben Sie die verschiedenen Arten der Schilddrüsenerkrankungen wie Schilddrüsen-Unterfunktion und Schilddrüsen-Überfunktion kennengelernt. Sie sind nun Kenner der Hashimoto-Krankheit, ihrer Symptome, ihrer möglichen Therapieform und der Vorgänge eines an Hashimoto erkrankten Körpers.

Ich habe sehr viel Zeit, Energie und Herzblut in die Recherche und die Erstellung dieses Buches gesteckt. Es ehrt mich, dass Sie sich für dieses Buch entschieden haben und die Informationen von mir erfahren wollten. Vielen Dank dafür, es bedeutet mir wirklich sehr viel!

Darf ich Sie um etwas bitten? Bücher leben vor allem durch ihre Empfehlung und Kritik. Ich wäre Ihnen sehr dankbar, wenn Sie sich kurz Zeit nehmen würden, um mein Buch bei Amazon zu rezensieren. Erzählen Sie anderen Interessierten, wie Ihre Erfahrungen mit meinem Buch waren. Vielen Dank für Ihre Zeit und Mühe!

Und damit möchte ich nun schließen und das Buch beenden. Es hat mir sehr viel Spaß gemacht das Thema für Sie aufzubereiten und so darzustellen. Vor allem hoffe ich, dass Sie einen guten Weg finden unbeschwert und ohne Einschränkungen mit der Krankheit leben zu können, denn genau das ist möglich und steht Ihnen zu!

Ihre Emilia Linusson

LITERATUREMPFEHLUNGEN

Abschließend möchte ich Ihnen noch ein paar Anregungen für weitere Buchkäufe mit auf den Weg geben, welche ich als sinnvoll erachte, weil ich sie entweder selbst gelesen habe oder als wertvoll für das Intervallfasten einschätze.

- „Die Ernährungs-Docs: Wie Sie mit der richtigen Ernährung Krankheiten vorbeugen und heilen" von Dr. med. Matthias Riedl, Dr. med. Anne Fleck, Dr. med. Jörn Klasen, Britta Probol und Annette Willenbücher (ISBN 978-3898835619)

- „Abnehmen mit iFasten - Wissenschaft und Anwendung" von Rainer H. Bubenzer und Mario Hirschler (ISBN 978-3000466991)

- „Die Uhr-Diät" von Elisabeth Lange (ISBN 978-3898835206)

- „Fasten – Das große Handbuch: Heilen Sie Ihren Körper mit kurzem, langem und intermittierendem Fasten" von Jimmy Moore und Jason Fung (ISBN 978-3742303578)

RECHTLICHES UND IMPRESSUM

Emilia Linusson wird vertreten durch:
Tobias Lindner
Alte Stadtgärtnerei 21
41515 Grevenbroich
Deutschland

www.ingramcontent.com/pod-product-compliance
Lightning Source LLC
Chambersburg PA
CBHW071224220526
45468CB00002B/729